Agir contre soi-même

Un autre discours sur l'alcoolique et la pratique du soignant

Psycho - logiques

Collection fondée par Philippe Brenot
et dirigée par Joël Bernat

Sans exclusives ni frontières, les logiques président au fonctionnement psychique comme à la vie relationnelle. Toutes les pratiques, toutes les écoles ont leur place dans Psycho - logiques.

Dernières parutions

Gérard NETTER, *La haine de l'autre, exutoire de la haine de soi. Approche clinique*, 2023.
Matthieu JULIAN, *L'insomnie chronique à l'adolescence. Genèse, fonctions et facteurs de chronicisation*, 2023.
Claude BERGHMANS, *Spiritualité et santé mentale. Approches thérapeutiques émergeantes*, 2023.
Nicolas SAJUS, *Souffrance sans influence. Pour une éthique de la relation d'aide*, 2023.
Marie Claude BARBIN, *Briser les silences, Témoignage d'une psychologue*, 2023.
Liviu POENARU, *Inconscient économique*, 2023.
Sonya ZADIG, *Traitement de la maladie psychique en terre d'Islam. Étude de la dépression chez des femmes tunisiennes post-Printemps arabe*, 2023.
Marie LORCHER, *La perversion narcissique dans son lien à l'autre*, 2023.
Patrick Ange RAOULT, *Le doctorat professionnel des psychologues. Une aporie face au pouvoir médical* ? 2023.
Gilles MARCELLOT, *Psychothérapie de l'invisible. Le sens et la preuve*, 2023.
Paul MARCIANO, *Dictionnaire de 52 concepts concernant l'enfant et l'élève a l'école. Approches pluridisciplinaires,* 2023.
Suzanne SCHMITT, *Dictionnaire illustré de l'écriture*, 2023.
Laurence VAIVRE-DOUVRET, *La toxicomanie au crack en Île-de-France : état des lieux, recommandations et plan d'action,* 2023.
Michel PINARDON, *Conseils à un jeune professionnel en psychiatrie*, 2023.
Yann PERRIN, *Les chercheurs de sens. V. Frankl, A. Adler, C.G. Jung, J. Lusseyran et Ling Shen : peut-on maîtriser son existence ?*, 2023.
Patrick TRAUBE, *Voyage au cœur de soi. Le/la psychothérapeute, une oreille qui entend*, 2023.

Erick Jean-Daniel Singaïny

Agir contre soi-même

Un autre discours sur l'alcoolique et la pratique du soignant

L'Harmattan

Du même auteur

Le temps vécu par le sujet alcoolique a-t-il un sens ? De la clinique à la perspective psychothérapique. Préface du Dr Gérard Vachonfrance, Paris : Éditons Connaissances et Savoir, 2007, 2013.

La rencontre thérapeutique avec l'alcoolique. Préface de Michel de Boucaud, Paris : Éditions l'Harmattan, 2013.

L'Homme alcoolique à cœur ouvert. Pour une « éthique de l'imprévisibilité ». Collection Ethique et solidarité humaine. Fondation Ostad Elahi, Paris : Éditions L'Harmattan, 2015.

Le Souffrir. Le droit d'être un homme. Avec la contribution du Pr Michel de Boucaud, Vanves : MJW Fédition, 2021.

5-7, rue de l'École-Polytechnique, 75005 Paris
http://www.editions-harmattan.fr
ISBN : 978-2-336-42022-6
EAN : 9782336420226

« En fin de compte, il reste aujourd'hui ce qui est resté hier, et ce qui restera de demain : le désir insatiable, innombrable, d'être toujours le même, et d'être toujours un autre »

Fernando Pessoa
Le livre de l'intranquillité, volume II,
Christian Bourgois Éditeur, 1992, p. 17.

Pour elle…

Sommaire

« Quiconque possède la définition sans l'expérience et acquiert la connaissance de l'universel, mais ignore le singulier contenu dans l'universel, se trompera souvent de traitement, car ce que l'on soigne est le singulier »

Aristote, Métaphysique, livre premier, 981a.[1]

Avant-propos

La litanie béate actuelle de formules venues du haut de la magnificence de la science moderne fait que l'alcoolique devient impersonnel ou un avatar de lui-même[2], elle va donc jusqu'à étouffer le sens de la question qui est à proprement parler la question *humaine*, celle qui est posée par son « soi-même » qui touche, en d'autres termes, la question fondamentale de la vérité ou de son existence « en personne ». Cet essai, qui a la faiblesse de ce qu'il prétend, tente d'aborder ce point qui tombe en marge de tout, en prenant appui sur le discours d'une femme que nous avons rencontré dans un espace de soins. Son langage et ses décisions personnelles nous poussent si loin qu'il nous accule à un échec fondamental. Nous montrerons que c'est à travers cet échec fondamental que la propre conscience de soi ou l'identité du soignant est aussi interrogée.

---

[1] Aristote. Œuvre complètes. Sous la direction de Pierre Pellegrin, Paris : Flammarion, 2014, p. 1738. Sigle : OC.

[2] Nous faisons référence aux Thérapies par Exposition à la Réalité Virtuelle (TERV) en vogue actuellement dans le champ des addictions et qui bénéficient d'une validité scientifique.

L'étonnement que peut provoquer ce constat peut être perçu, pour certains, comme la conséquence d'un problème qui n'existe pas. La suite de cet essai s'efforcera de voir où cette réalité nous mènera, de déterminer si elle résiste ou non à notre propre examen. Mais une chose est certaine dans cet avant-propos schématique : on ne trouve dans ces quelques pages aucun désir de maîtrise ou d'une quelconque désespérance mais le cheminement d'une pensée concrète qui nous a amené au seuil de l'indicible. Face à ce qui échappe au langage, face à un sentiment que l'on ne peut exprimer, Ludwig Wittgenstein[3] propose que nous fassions silence, de nous taire. Nous ne sommes pas d'accord avec ce qu'il dit, car c'est dans ce domaine que gisent les problèmes urgents.

---

[3] Wittgenstein. L. Tractatus logico-philosophicus. Traduction, préambule et notes de Gilles-Gaston Granger. Introduction par Bertrand Russel, Paris : Gallimard, 1993. Proposition 7 : « Sur dont on ne peut parler, il faut garder silence », p. 112.

« *Video meliora, pro boque, deteriora sequor* »
(Je vois le bien et je l'approuve et c'est au mal que je me laisse entraîner)

Ovide – Les métamorphoses. Livre VII-20.

« *Effectivement je ne comprends rien à ce que je fais : ce que je veux je ne le fais pas, mais ce que je hais, je le fais. Vouloir le bien est ma portée, mais non pas l'accomplir, puisque le bien que je veux, je ne le fais pas et le mal que je ne veux pas je le fais* »

Paul. Epître aux Romains : 7-15 18-19.

Introduction

Comment peut-on agir contre soi-même ?

Agir contre soi-même signifierait que je sois divisé, que je posséderai une sorte de puissance d'agir qui serait en quelque sorte au-dessus de ma volonté ou de ma raison et qui me pousserait à aller à l'encontre d'elle. Mais au nom de quoi ? Si l'expression « agir contre soi-même » est suffisamment comprise, il nous faut trouver ses racines et en tirer quelques conséquences. L'affaire est loin d'être simple, car si nos actions ont des significations nombreuses et différentes, vivre en accord avec elles signifie-t-il pour autant être toujours soi-même ? Que peut vouloir exprimer par exemple un dîner en ville si ce dîner en ville est suivi d'une « gueule de bois » le lendemain, à mon réveil ? On peut facilement fournir un argument rationnel à cette séquence d'actions : ce dîner en ville cause un sentiment de bien-être, ce sentiment de bien-être m'ouvre à un appétit démesuré (*orexis*) et cet appétit démesuré provoque une « gueule de bois » le lendemain, à mon réveil. Il s'agit là de plusieurs actions, de plusieurs « événements » physiques pour parler comme Donald Davidson[4] mais qui convoquent également mes désirs, mes intentions ou mon identité, c'est-à-dire le fait de rester « soi-même ». La rationalité de l'action comme problème philosophique toujours sérieusement discuté pose un certain nombre de problèmes relatifs à la nature de l'action humaine et des sciences de la décision. L'*akrasia* ou la faiblesse de la volonté est le problème central à envisager lorsque nous considérons la question du boire ou de l'alcoolisme. C'est l'objet même de notre réflexion. Le problème de l'*akrasia* (ou *acrasie*) sera donc modestement à clarifier ici avec une certaine rigueur même si nous ne sommes pas philosophe, ni linguiste, ni épistémologue et ni théologien (nous sommes très conscients des limites de notre entreprise. Nos insuffisances n'engagent donc que nous-même). Mais à vouloir le faire, nous verrons qu'il emporte avec soi des difficultés que nous souhaiterions nous débarrasser dans l'espace du « prendre soin ». Nous pourrions les formuler en un seul problème : *comment prendre en charge l'alcoolique qui, en un sens réel, est véritablement lui-même et exprime ce qu'il est alors même que son alcoolisme le gouverne ?* Il y a là une forme de limite et c'est cette limite que nous essaierons de soutenir dans cette courte réflexion en forme d'essai. Il ne s'adresse pas aux spécialistes mais à tous ceux qui, comme nous, cherchent à comprendre ce qui

---

[4] Davidon. D. Actions et événements, Paris : PUF, 1993.

pousse l'alcoolique à choisir cette opération mystérieuse qui consiste à boire contre lui-même au risque de ne plus se reconnaître lui-même.

Pour que notre propos soit clair, partons de l'intellectualisme moral socratique[5], lequel affirme que *la raison est souveraine*, mais qui semble être en désaccord avec les paroles de cette femme qui ont été le point de départ et le centre de notre réflexion. Cette femme nous a écrit ceci :

> « *Qu'est-ce qui m'a amené ici ?*
> *L'alcool.*
> *Qu'est-ce qui m'a amené à l'alcool ?*
> *Le manque de combativité.*
> *Pourquoi ne suis-je pas combative ?*
> *Parce qu'on m'a habitué à subir.*
> *Qui on ?*
> *Mes parents, le viol, tout le reste.*
> *Pourquoi n'ai-je pas réagi ?*
> *J'ai réagi.*
> *Comment ?*
> *Par l'alcool* ».

Le lecteur devra aussi avoir ces autres éléments en tête. En effet, cette femme avait une excellente acuité de ce qui se passait en elle et de ce qu'elle vivait à l'époque. Elle nous disait que son compagnon la maltraitait violemment tous les jours mais qu'elle avait choisi de rester vivre auprès de lui parce qu'elle avait le sentiment d'être aimée par lui. Un jour, son compagnon était allé trop loin et elle a décidé de porter

---

[5] Cf chapitre 1.

plainte. Celui-ci a été incarcéré (il purgeait sa peine depuis deux ans déjà). Une seule parole de lui, en forme de promesse, la hantait toujours : « je vais te tuer en sortant de prison ». Quelques semaines après son séjour en milieu hospitalier, cette femme a été tuée à coups de couteau par son compagnon en présence de sa propre fille. Il venait tout juste de sortir de prison…

Aussi violents que soient les paroles et le destin de cette femme, la doctrine de Socrate devient ici brutalement naïve. Cette femme a véritablement souffert mais elle ne regrette pas sa décision de rester vivre auprès de son compagnon violent. Au moment d'agir, de prendre sa décision, savait-elle ce qu'elle faisait ? Sa connaissance de la situation était-elle obscurcie à cet instant ? Peut-on envisager la possibilité que sa raison ait été provisoirement anesthésiée et qu'elle n'était plus elle-même ? Si le destin tragique de cette femme est la conséquence d'une défaillance de la raison, celle-ci n'enlève en rien au fait qu'elle pouvait donner un sens à son rapport à l'alcool. Cette femme a-t-elle choisi le pire ou s'imagine-t-elle avoir choisi ce qu'il y a de mieux pour elle ? Pourquoi la conscience ne s'oppose pas à ce choix ? Ce sont là des questions qui restent en suspens, elles mettent en scène un conflit entre le dogme socratique et le vécu de cette femme.

Essayons d'explorer plus en avant sa conduite *akratique*. Il nous faut d'abord interroger brièvement les sources de cette notion d'*akrasia*. L'*akrasia* sera donc notre fil conducteur et nous montrerons ce que ce comportement implique à la fin.

1

L'*akrasia* ou *acrasie*[6]

Le problème de l'*akrasia* est un problème traditionnel pour Platon (porte-parole de Socrate) et Aristote qui en a forgé le nom. Qu'est-ce qui motive l'homme à mal agir et ce en toute liberté et en toute connaissance de cause ? Socrate, nous l'avons dit, défend une position intellectualiste selon laquelle l'homme ne peut mal agir, si ce n'est par ignorance du bien en soi. Dans le *Protagoras* [7] Platon dit ceci : « pour ma part, je ne suis pas loin de croire qu'aucun de nos savants ne pense qu'un homme puisse se tromper de son plein gré ou commettre de son plein gré des actions laides et mauvaises, mais qu'ils savent parfaitement que tous ceux qui commettent des actions laides et mauvaises les commettent contre leur gré ». Aristote remet partiellement en question ce postulat par sa notion d'*akrasia*. Sur un plan étymologique, l'*akrasia* est comprise comme une faiblesse de la volonté ou mieux : une perte de la maîtrise de soi. Pour Aristote, malgré le fait qu'il possède une intelligence, c'est-à-dire un intellect « qui permet à l'âme de réfléchir et de se former des idées »[8] l'homme peut choisir volontairement le mal. Mais Aristote nie la possibilité d'un choix *akratique* strict ou total, il refuse

---

[6] Nous ne faisons qu'effleurer à peine ce problème complexe.

[7] Platon, Protagoras, 345 d-e. Platon. Œuvres, Paris : Flammarion, 2008, 2011 et 2020 pour cette édition revue et augmentée, p. 1467.

[8] Aristote, De l'âme, III, 4, 429 a. In OC, p. 1026.

l'idée que l'homme puisse choisir de manière libérée et en toute connaissance de cause une action qui s'oppose au bien. Pour Aristote le comportement *akratique* a une cause, il est la conséquence d'un dérèglement de la passion qui entraîne une incontinence (ἀκρασία). L'*akrasia* définit ainsi un type d'homme, le même homme qui « au même moment agira *selon* et *contre son gré* »[9]. Aristote défend également l'intellectualisme moral, car si parfois la raison n'est pas souveraine cela ne veut pas dire non plus que la raison soit absente. Autrement dit, si la raison est anesthésiée chez l'homme, l'intellectualiste prétend que c'est parce qu'il subit ses « passions », la partie irrationnelle qui échappe à son vouloir. La passion est pour Aristote une altération, un changement qui affecte l'âme ou le corps. Par sa « passion », l'homme peut donc « être modifié » dans sa manière d'être, être influencé dans ses jugements mais de manière temporaire nous dit Aristote puisque l'*akratique* peut retrouver une connaissance assurée (il était donc dans l'ignorance) de ce que peut être le bien en conformant sa passion à la raison et acquérir ainsi une faculté rationnelle du vouloir par une connaissance pratique et actualisée exigée par la situation particulière. Le cœur doit se faire l'auxiliaire de la raison. Par conséquent, pour Aristote, tout homme est responsable de ses actions. Aristote prend justement l'exemple de l'homme ivre. Si l'homme ivre agit par

[9] Aristote, Ethique à Eudème, II, 7, 1223b. In OC, p. 2252. Et « celui qui ne se maîtrise pas commettra une injustice en agissant par désir. Il agira donc *de son plein gré*, et *par désir* vaudrait pour *de plein gré* : de fait, il serait étrange qu'on devienne plus juste en perdant sa maîtrise de soi ! ». In OC, p. 2251-2252.

ignorance, il agit de manière non volontaire puisqu'il regrette son geste une fois sobre mais non involontairement puisqu'il est responsable de son état : « par ailleurs, autre chose est apparemment d'agir par ignorance et de le faire dans l'ignorance. En effet sous le coup de l'ivresse ou de la colère, on ne semble pas agir par l'ignorance, mais en raison d'une des affections susdites, c'est-à-dire sans savoir ce qu'on fait et donc dans l'ignorance »[10].

Cette définition de l'*akrasia* concerne le rapport entre l'intellect et la volonté. Les recherches du Franciscain Pierre Jean de Olivi[11] dans ce domaine apportent un nouvel éclairage. Sa thèse est radicale, il postule que la volonté est une faculté libre et active, elle n'a aucun lien avec le jugement pratique de l'intellect[12]. Son intérêt marqué pour la question du mal et des démons l'amène donc à s'interroger sur le rapport entre volonté et liberté chez l'homme. Si pour Pierre Jean de Olivi l'intellect est important puisqu'il

---

[10] Aristote, Ethique à Nicomaque, III, 2, 1110 b. In OC, p. 2021.

[11] Pierre Jean de Olivi (1248-1298) est un franciscain et théologien français. Son nom peut s'écrire autrement. Dans son traité des démons (Summa, I Questions 40-48, Paris : Les Belles Lettres, 2011), Pierre Jean de Olivi rejette la conception anselmienne de l'inexistence ontologique du mal. Sa thèse est que le mal est l'autre face de la liberté. Nous nous appuyons très largement sur la thèse de Bobillier Steve intitulée « Ethique et personne : la volonté et le choix du mal chez Pierre Jean de Olivi (1248-1298) ». Thèse de Doctorat. Discipline : Philosophie et Sciences sociales. EHESS, 2017. Nous nous limitons ici à quelques pensées utiles à notre propos. Nous les abordons de manière inévitablement rapide et schématique.

[12] Olivi. P J de. Question disputée sur la science divine et les idées en Dieu. Trad. Piron S in Bardout J.C., Boulnois O. Sur la science divine, Paris : PUF, 2002.

confère à l'homme une grande dignité, c'est la volonté qui permet la liberté et seule cette volonté peut amener l'homme vers l'ordre de la contemplation et non une réflexion discursive. Pourquoi ? Parce que la volonté porte en elle une puissance sur toutes les autres facultés de l'âme et cette puissance, c'est le libre arbitre (*liberum arbitrium*). Mais cette volonté n'est-elle pas comparable à la raison ? Pour ce théologien, la réponse est subtile : la volonté a seulement une fonction délibérative. Pour prendre une image, la volonté joue le rôle de conseiller pour la raison. Le pouvoir de décision revient ainsi à la volonté. La volonté est la faculté supérieure en l'homme et elle n'est pas déterminée par un lien causal dont la nature serait par exemple une entité supérieure (Dieu), des astres (l'univers) ou des objets (une impression sensorielle) : la volonté est en l'homme, dans sa seule personne. Et seule la volonté fait de l'homme un être moral. L'homme est par conséquent fondamentalement libre de ses actes (par sa conscience de soi jugeant de la valeur des actes posés), il est donc responsable de ses actes (par le fait qu'il est un sujet rationnel, responsable de ses actes). Il conserve à tout instant la capacité à choisir entre les opposés. La responsabilité du mal incombe seulement à l'homme.

Par conséquent le mal ne consiste donc pas en une mauvaise compréhension du bien comme le suggère Aristote, ni même de faire le mal pour le mal mais dans la possibilité d'*acrasie* comprise comme un mal qui possède la capacité de libération de la volonté, un acte qui s'avère être un bien préférable pour soi.

Le terme « préférable » a été utilisé. C'est ici que le travail de Jon Elster[13] ouvre encore un autre champ dans le problème de l'*akrasia*. Déjà l'auteur préfère parler de « faiblesse *de* volonté » au lieu de « faiblesse de *la* volonté » pour éviter de considérer la volonté comme une faculté spéciale et substantielle à part. En cela, il se démarque de la thèse de Pierre Jean de Olivi. Jon Elster va s'attacher à établir une typologie des actes relevant de l'*akrasia*. L'auteur distingue deux types de faiblesse de volonté : la faiblesse de volonté synchronique (penser une chose et agir de manière contradictoire et simultanée) ce qui, pour lui, est impossible et la faiblesse de volonté diachronique (l'action contradictoire avec le jugement de l'individu suit temporellement ce jugement) qui est au cœur de sa réflexion. Pour Jon Elster l'*akrasia* est un *renversement temporaire des préférences* (l'individu juge que les raisons en faveur de X sont plus fortes que les raisons en faveur de Y, mais il fait ensuite Y. Puis il préfère à nouveau X à Y. L'individu conserve donc les mêmes raisons sur les actions possibles mais ses préférences connaissent un renversement temporaire) et elle s'explique généralement par l'interaction entre la situation à laquelle fait face l'individu et la personnalité de l'individu, et non par l'une ou l'autre agissant isolément. Jon Elster propose des réponses possibles à cette faiblesse de volonté. Elles sont d'ordre individuel (contrôle de soi) et collectif (réponses institutionnelles ou collectives qui visent à éviter les conséquences les plus néfastes de l'*akrasia*). Le travail de Jon Elster est stimulant. S'il met en évidence les

[13] Elster. J. Agir contre soi, Paris : Odile Jacob, 2007.

mécanismes de l'*akrasia* (l'escompte hyperbolique du futur[14], les déclencheurs perceptuels ou cognitifs[15] et les motivations viscérales c'est-à-dire les émotions et « appétits excessifs »[16]), il en fait également un thème politique qui pose un autre problème, celui du *consentement* : si l'individu constate son problème *akratique*, il n'a alors que trois solutions : mettre en place ses propres réponses, consentir à ce que quelqu'un ou la société réponde pour lui ou l'accepter.

Ce que nous disent ces auteurs sur le problème de l'*akrasia*, très sommairement présenté ici, donnent une possibilité de sens à ce qui semblait en avoir aucun aux paroles et à la conduite *akratique* de cette femme alcoolique. Ainsi, à les suivre, nous pourrions faire cette hypothèse que certains pourraient considérer

---

[14] Ici on suppose que les préférences de l'individu entre X et Y sont constantes au cours du temps et peu importe le moment où la décision est prise. Dans le cas hyperbolique, l'individu va donner plus de poids au présent. Un exemple classique : je dois remplir des papiers administratifs importants et fastidieux et l'administration me propose deux dates limites au choix pour le faire : le 1er juin ou le 1er août. Arrivé à la date du 1er juin je choisi de reporter ma décision de remplir ces documents au 1er août.

[15] Les mécanismes déclencheurs impliquent un renversement des préférences d'une autre nature. Jon Elster utilise ces mécanismes pour expliquer la rechute dans les conduites addictives. On peut imaginer facilement cet exemple : un alcoolique avait prévu de ne pas boire lors d'un pot de départ à la retraite organisé par son collègue. En voyant une bouteille de champagne sur la table, il éprouve un besoin irrépressible de boire et succombe à la tentation. Dans ce cas, c'est la proximité spatiale ou visuelle plutôt que la proximité temporelle qui est en cause.

[16] Pour simplifier, les émotions arrivent subitement et cause le renversement de mes préférences. Dans le cas de l'addiction, l'*akrasia* peut apparaître soit comme un effet de l'émotion, soit comme un effet de l'état d'intoxication, ou alors comme un effet de la dépendance au produit.

comme trop simpliste ou contestable : nous ne la voyons pas « tourner en rond », car elle n'agit pas par ignorance. Ses actes *akratiques*, dans une lecture paradoxale de ce qu'ils nous donnent à voir et à entendre, ne sont pas irrationnels, ils ont leur propre raison : ils lui permettent de rester dans une forme de *statu quo*. Par cette formule nous laissons bien entendre qu'il y a un acte libre au fond de son geste, une forme de lucidité en elle. Mais le *statu quo* constitue un échec sur le plan normatif, il produit une perte d'estime de soi. La prise de conscience de son problème *akratique* entraîne donc une réaction et une décision chez elle : elle prend conscience de sa fragilité et consent à chercher de l'aide à l'extérieur, à se faire assister par une institution, c'est-à-dire à se faire soigner.

Mais ici d'autres problèmes se posent, de nature éthique : au nom des conséquences néfastes de sa faiblesse de volonté, l'institution peut oublier qu'elle possède son propre libre arbitre ou pense mieux connaître ce qui est « bien » pour elle en voulant « régler » sa conduite ou ses actions. Si son séjour à l'hôpital peut lui apporter des connaissances relevant de l'expérience (comment se conduire à l'égard de l'autre) ou du calcul (trouver une cause objective précise à son mal pour enfin la supprimer), son consentement peut-il rester toujours fidèle à elle-même ? N'y-a-t-il pas là un risque que son consentement puisse changer, subir un renversement temporaire de ses préférences et être assimilé à de l'*akrasia* ? Etrange conséquence à cela : en parlant d'elle à la première personne, cette femme se montre incapable d'exprimer *authentiquement* ce qu'elle est à cause de sa faiblesse de la volonté (elle se présente comme autre qu'elle-même). Par un curieux renversement, c'est l'institution qui va lui assigner une identité en se mettant à sa place et en affirmant mieux qu'elle ce qu'elle est censée être (une alcoolique *conformément* à sa conduite). Ce mécanisme vient aliéner par conséquent son propre consentement, sa propre adéquation avec soi-même : elle devient étrangère à elle-même.

*

La doctrine de Socrate, les objections d'Aristote ou de Pierre Jean de Olivi et l'analyse fine de Jon Elster sur le traitement du problème de l'*akrasia* ne se réduisent pas à de simples problèmes descriptifs, clairs et décidables, car l'*akrasia* ou la faiblesse de la volonté vient signifier que le soi échappe au regard du monde non seulement dans ses pensées mais également dans ses actes. L'acte *akratique* dans sa réalité ne se laisse plus définir par la seule opposition du bien et du mal, de ce que l'on doit faire ou ne pas faire. Au sein de l'acte *akratique* lui-même, un nouveau rapport est posé entre le soi et lui-même. Que signifie ce rapport ? C'est ce que nous allons tenter de saisir dans le chapitre suivant.

2

Le soi

Penser le problème du soi ou tout au moins s'engager dans une telle tentative est difficile. En effet, s'intéresser à soi est une tâche complexe, car nous manquons de recul et d'objectivité. Il est difficile de se connaître précisément parce que nous sommes les plus proches de nous. Comment procéder ? Socrate est ici un guide par son art du questionnement. Il reprend à son compte la célèbre maxime inscrite au frontispice du temple d'Apollon pythien à Delphes : « Connais-toi toi-même » (*Gnothi seauton*). Pour Socrate, c'est en se connaissant ou en cherchant en lui-même, c'est-à-dire en se souciant de lui-même que l'homme peut trouver la sagesse.

C'est bien l'histoire que nous raconte Ibn Tufayl[17] dans le « Philosophe sans maître ». Ce conte métaphysique (car il dépasse l'esprit de géométrie) et ésotérique (car il est destiné à des initiés) est fascinant. Tentons de le résumer : sur une île gouvernait un prince. Il avait une sœur d'une rare beauté. Il était jaloux et ne voulait pas qu'elle se marie. Un proche

[17] Abu Bakr Muhammad Ibn Tufayl (1110-1185) est un médecin, mathématicien, philosophe, théologien, astronome, d'inspiration soufie. Je m'appuie sur cet ouvrage : Ibn Tuyayl. Le philosophe sans maître. Traduction d'Etienne-Marc Quatremère. Édition du texte, notes et préface de J.-B Brenet, Paris : Éditions Payot & rivages, 2021. Sigle : PSM.

parent du prince se maria secrètement avec sa sœur. Celle-ci accoucha d'un fils. Craignant qu'il ne fût découvert par son frère cruel et injuste, elle le mit dans une boite et le jeta à la mer laissant les dieux le soin de le protéger. La violence de l'eau et du vent le fait échouer sur un monceau de sable d'une île voisine. C'est là qu'une chèvre le découvre et décide de prendre grand soin de lui. Cet enfant, nommé Hai Ebn Yoqdan[18], par sa seule force de son esprit et la « sagacité de son entendement », c'est-à-dire par sa capacité d'observation et d'analyse du monde et de lui-même, acquiert jour après jour des degrés de connaissance : il découvre petit à petit le concept de l'esprit, de l'Un, de l'essence des corps, de hasard, de Temps, etc. Il fait l'expérience de la mort (des pertes autour de lui) et l'expérience mystique de l'Être suprême. À l'âge de trente-cinq ans il consacre sa vie à méditer sur cet Être suprême afin d'obtenir la perfection et le bonheur de son propre être. Dans un état d'extase ou d'évanouissement de soi il comprend qu'il ne peut pas se détacher du monde sensible et des besoins du corps. Il vécut ainsi jusqu'à l'âge de cinquante ans. Cet à cet âge qu'il fit la connaissance de Azal, un homme qui a embrassé une « secte » et qui vivait sur une autre île. Celui-ci était porté à la contemplation et à la recherche des sens cachés. Azal venait chercher sur l'île où vivait Hai Ebn Yoqdan une vie de retraite spirituelle : pour cet homme pieux, le salut est dans l'effacement dans l'Être suprême. La rencontre entre ces deux hommes est un évènement : ils sont surpris l'un et l'autre. Hai Ebn Yoqdan

[18] En arabe, cela veut dire « le Vivant fils de l'Éveillé ».

découvre un être qu'il n'a jamais vu et Azal découvre un homme dépourvu de langage. Azal se met à lui apprendre à parler, il l'instruit même sur le monde divin, le Paradis, l'Enfer, la résurrection du genre humain, le caractère des hommes, la religion, etc. Un jour, un bateau passa près de l'île et Azal propose à Hai Ebn Yoqdan de venir avec lui afin de témoigner de leur « droiture » aux hommes de son ancien monde. Arrivée sur l'île, Hai Ebn Yoqdan commença à prêcher et à expliquer les mystères de la sagesse (les « vérités ineffables »), mais les hommes ne supportaient pas son discours, ils étaient enfermés dans des rites et dans le conformisme, ils étaient « couverts des ténèbres du voile »[19]. N'ayant pas pu les amener sur la bonne Voie, Azal et Hai Ebn Yoqdan décidèrent de retourner sur leur île pour faire de leur âme une place forte et de continuer à servir Dieu jusqu'à leur mort.

À la fin de cette histoire, Ibn Tufayl revient sur ce qui l'a conduit à écrire cette histoire : « J'ai voulu m'exprimer en termes faciles pour disposer les hommes à la droite voie et leur faire naître le désir d'y entrer »[20].

Par notre seule raison, par notre intelligence, peut-on parvenir à résoudre le sens de notre condition humaine ? Hai Ebn Yoqdan est étranger à la « faiblesse des hommes », il ne connaît que l'exercice raisonné et inséparable de la foi (il est toute clarté), car il est nulle part, « sans père ni mère », c'est-à-dire sans patrie et

[19] PSM, p. 170.
[20] PSM, p. 174.

sans « moi ». Si la raison humaine, avec le secours de l'expérience, peut amener l'homme à la connaissance des choses naturelles et à s'élever jusqu'à Dieu, c'est parce qu'il possède en lui, au plus profond de lui-même, une certaine « connaissance », un connaître intellectif qui s'opère par son être, seul capable d'atteindre l'Être suprême (Dieu). Et cela n'est possible que dans l'effort infini d'une « réalisation de soi » marquée par l'humilité : il faut être vide de soi pour se donner totalement à Dieu.

Dans ce conte métaphysique et ésotérique, le moi, l'être ou le soi sont convoqués. Si Hai Ebn Yoqdan s'exprime sans « moi », alors qui parle ? Qui est responsable de ses actes ? S'il désire rester dans la « voie droite », peut-il rester authentiquement lui-même ou pour le dire autrement : faut-il comprendre son besoin d'accès à une vie de vérité comme une exigence de vérité à l'égard de soi-même ? Ou encore : si son *je* ne s'identifie pas à un *moi,* comment peut-il coïncider avec son *soi*, avec ce qu'il y a de plus profond en lui ? On perçoit ici les tensions qui minent le projet « d'être soi-même ». Ces problèmes relèvent des philosophies du sujet et de l'agir. Les travaux de Paul Ricoeur, de Claude Romano et de John Locke peuvent nous éclairer dans ce domaine. Si nous entendons de très près leurs voix qui nous semblent éclairantes ici, nous sommes conscients que nous nous mouvons sur un terrain où la difficulté est toujours assurée.

« Soi-même comme un autre »

« Soi-même comme un autre » est le fameux titre de l'ouvrage de Paul Ricoeur[21], ouvrage majeur pour la compréhension éthique et morale de notre époque, un ouvrage difficile par sa densité (il présente les résultats d'une longue recherche sur la subjectivité) et donc impossible à « résumer ». En effet, Paul Ricoeur développe une herméneutique du sujet, c'est-à-dire une expérience de la compréhension de soi à travers la compréhension de l'autre. Il construit sa réflexion autour de quatre questions, chacune étant en forme de pronom interrogatif « qui » : « Qui parle ? ». C'est tout le problème du langage. « Qui agit ? ». C'est le problème de l'action. « Qui se raconte ? ». C'est le problème du récit ou de l'identité narrative. Et enfin la question morale : « Qui est responsable de ses actes ? ». C'est le problème de l'éthique. Quand Paul Ricoeur interroge le sujet agissant il interroge en même temps le sujet souffrant qui demeure toujours attestation de soi (je souffre et je sens que je souffre).

Jusque-là, la philosophie a adopté deux attitudes opposées devant la notion de sujet : la survalorisation d'un côté, le rejet de l'autre. Le fameux *cogito* cartésien ouvrait la voie d'un moi, fondement de toute pensée, sorte de substance isolée qui existe indépendamment de l'existence du reste du monde. Ce sujet a été bousculé par Nietzsche (pour qui il existe une pluralité de moi), par Marx (quand il dit que c'est la manière

[21] Ricoeur. P. Soi-même comme un autre, Paris : Éditions du Seuil, 1990. Sigle : SMA.

d'être d'un individu qui détermine sa conscience et non pas l'inverse. L'individu est une subjectivité concrète portant en elle, à titre de virtualités, une multiplicité d'activités et d'intentionnalités possibles. Marx appelle ces potentialités subjectives des « puissances personnelles ». Et vivre c'est développer de telles potentialités) et enfin par Freud (quand il affirme que le moi n'est pas maître chez lui).

Paul Ricoeur sort de cette « tradition de pensée ». Au moi, il substitue le soi. Le soi n'est pas le je. Le langage courant, dans différentes langues, indique d'ailleurs cette opposition : soi, *selbst*, *self* s'opposent à je, *ich*. Il faut comprendre le soi dans le « se », pronom réfléchi comme « se souvenir », « se présenter », « se nommer ». C'est un terme réflexif, le réfléchi de toutes les personnes ou de non-personnes d'ailleurs (quand on dit « chacun pour soi »). Le soi est plus modeste. Privilégier le soi, en ce sens, c'est privilégier la distance, c'est oublier l'égoïsme spontané de mon moi, c'est s'ouvrir à l'altérité. Qu'est-ce que cela signifie ? Quand je commence ce parcours réflexif, à me poser par exemple la question « qui parle ? », il y a toujours un autre face à moi. Le « se » (soi) procède de cet échange, il n'est pas premier : il arrive toujours après. Il y a donc le « nous » qui parlons, ce pluriel qui créent la division (tu) et qui m'isole comme « je ».

Paul Ricoeur saisit justement l'éthique dans ce rapport ambigu : le sujet n'est pas d'abord une substance mais avant tout un choix moral. Se penser « soi-même » en tant qu'autre signifie que l'autre est constitutif de ma propre identité ou pour le dire différemment le soi n'est pas une intériorité hermétique. Le terme identité doit être ici explicité. Paul Ricoeur propose de distinguer deux types d'identité : l'un au sens de l'*idem* ou « mêmeté » (*idem* signifie « le même » en latin), et l'autre au sens de l'*ipse* ou du soi-même (on parlera alors d'« ipséité »). L'identité-mêmeté vaut pour tout objet qui subsiste dans le temps. Mais si tant est que le sujet n'existe pas simplement à la façon d'une chaise ou d'une pierre, son identité ne saurait se réduire à celle de l'*idem*. Elle renvoie plutôt à la dimension de l'*ipséité* qui se manifeste concrètement par le maintien volontaire de soi devant autrui, par la manière qu'a une personne de se comporter telle qu'autrui peut compter sur elle. C'est ce que montre Paul Ricoeur par la figure emblématique de la promesse dans laquelle j'engage d'abord *qui je suis* et non *ce que je suis* (c'est précisément au-delà de ce que je suis aujourd'hui que je m'engage à tenir parole).

Si le soi ne se laisse pas penser sans l'autre[22], si l'*ipséité* ou le soi-même implique intimement l'altérité, le rapport de soi à l'autre que soi est soumis à la norme du respect dû aux personnes (dimension de sollicitude). L'universalité de cette morale ne peut être fondée par le sujet[23], elle le sera dans le souci de la pluralité, dans l'ouverture à l'autre : dès que je suis au monde, je suis déjà confronté à un autre, à une injonction venue d'ailleurs que de moi-même et qui atteste de ma propre

---

[22] SMA, p. 14.

[23] Au nom de la « Règle d'Or » comme « Tu ne tueras pas » ou « Tu aimeras ton prochain comme toi-même », etc. SMA, p. 255.

existence. Cette situation me confronte à des devoirs et à mon « estime de soi », c'est-à-dire à ma capacité de « viser à la vie bonne ». Voilà donc l'attitude éthique, cette « bienveillance mutuelle et consciente » qui permet à l'homme de sortir des impasses auxquelles il est confronté, mais sous condition : « Viser à la vie bonne avec et pour autrui » n'est possible que s'il y a un « sens de la justice », c'est-à-dire des « institutions justes »[24] (critères universels pour des actes précis). Ainsi, dans cette optique, Paul Ricoeur dépasse l'opposition entre une éthique individuelle axée sur la pratique concrète (ce qui me semble bon) et une morale fondée sur des principes rigides (du type : tu ne dois pas). C'est dans la « sagesse pratique » que Paul Ricoeur dépasse ces conflits, dans le « bien-vivre » qui s'étend à la société et à son exigence d'égalité.

« Être soi-même »

Dans son ouvrage intitulé « Être soi-même. Une autre histoire de la philosophie » [25] , un livre passionnant, riche, original et là aussi impossible d'en faire un exposé complet en raison de son travail impressionnant, Claude Romano questionne ce nouveau type de rapport à soi caractérisé par l'aspiration à donner à sa vie une forme d'épanouissement personnelle, une « authenticité personnelle » qui conjoint l'idée de vérité à l'égard de soi-même à savoir le « souci de soi » (*epimeleia*

---

[24] SMA, p. 202.

[25] Romano. C. Être soi-même. Une autre histoire de la philosophie, Paris : Gallimard, 2019. Sigle : ESM.

seautou). Il cherche comme il le dit à en exhumer les racines profondes philosophiques, religieuses et esthétiques à travers de grands noms. Citons quelques-uns : chez Rousseau, par exemple, qui a formulé l'idéal d'authenticité personnelle en plaçant en contraste la vérité de l'individu et l'hypocrisie des mœurs. Idée approfondie par le romantisme et l'existentialisme dont les représentants sont Kierkegaard pour qui l'existence est une anthropo-théo-logie : « c'est le rapport avec Dieu qui fait que l'homme est homme ». L'existence est alors comprise comme une relation d'un être à un Être. Chez Heidegger pour qui une existence authentique est une existence sur le mode de la fidélité à soi-même, car le *Dasein* (l'être-là) n'est pas lui-même, il s'est déjà perdu et il a tendance à se comprendre à la lumière de l'étant qu'il manipule : outils et choses par lesquels il est accaparé dans son monde ambiant. Exister pour le *Dasein*, c'est se soucier de son être, la prendre en charge, l'assumer. Chez Jaspers pour qui toutes les situations existentielles authentiques portent vers un point de bascule où se joue quelque chose de conflictuel où ma liberté (celle du choix) doit se saisir d'elle-même. L'homme se découvre alors comme détenteur d'une liberté totale que Jaspers définit comme « fidélité à soi-même ». Exister, c'est consentir à cette fidélité à « l'être-soi », c'est s'engager à la faire éclore. Ou encore chez Sartre pour qui une existence authentique est une existence qui refuse la « mauvaise foi », la fuite de sa liberté, c'est-à-dire son être plein de néant puisque l'existence échappe à l'être.

Mais son travail va plus loin. Nous ne retiendrons ici que ce qui sert notre propos. En effet, Claude Romano nous propose une archéologie de l'authenticité, idée aussi ancienne que la philosophie elle-même. Il montre que « les pensées de l'authenticité » (Rousseau, Heidegger, Sartre, etc.) représentent qu'une toute petite partie des pensées de la vérité envers soi-même et d'une vérité qu'il s'agit toujours de mettre en acte, de la vivre, c'est-à-dire « dans la vie elle-même » pour reprendre la formule d'Aristote. Il part du présupposé que la « vérité d'existence est le lieu où prend forme notre personnalité ou notre identité telle que nous pouvons l'endosser devant les autres »[26]. À la question « quand sommes-nous véritablement nous-mêmes » ? Claude Romano propose deux réponses possibles qui paraissent très schématiques : la première se situe dans la maîtrise de nous-mêmes (c'est la doctrine du stoïcisme antique : la raison l'emporte sur les passions). La seconde est plus subtile : c'est précisément lorsque notre contrôle ordinaire sur nous-mêmes décroît que nous sommes le plus pleinement nous-mêmes (c'est la doctrine de la spontanéité : la spontanéité est antérieure à la volonté et donc à la liberté. Le contrôle de soi serait un mixte de contrôle et de laisser-aller). Entre ces extrêmes, il existe naturellement de nombreuses nuances intermédiaires, différentes « formes de vie » ou manières d'être.

L'idéal d'authenticité personnelle répandu dans notre culture et nos sociétés contemporaines, à travers

[26] ESM, p. 599.

ces impératifs : « soyez-vous-mêmes, « redonnez du sens à votre vie », « apprenez à mieux gérer vos émotions », etc., des mots d'ordre qui visent l'accroissement des capacités individuelles ; de même qu'un sentiment de bien-être, c'est-à-dire comme « conception implicite de la liberté humaine entendue non comme une simple faculté de choix ou sur un libre arbitre mais comme un accomplissement de soi »[27], pose des problèmes difficiles[28]. En effet, l'authenticité est-elle comparable à la sincérité ou à l'intégrité ? L'authenticité dépasse-t-elle l'éthique ? L'authenticité, pour Claude Romano, consiste à « faire vérité sur soi à la fois pour soi-même et pour les autres ». Autrement dit, l'authenticité ressemble à la sincérité puisque la sincérité consiste à dire ce qu'on pense et à faire ce qu'on dit. Elle ressemble également à l'intégrité puisqu'elle consiste à mener une existence qui soit conforme à nos principes alors que l'intégrité est une fidélité à des principes qui sont justes ou bonnes. Mais l'authenticité dépasse l'éthique puisqu'elle s'étend au-delà de l'intégrité à des aspects de nous-mêmes qui n'ont pas de statut éthique comme développer ses propres potentialités, s'éveiller à soi, etc. Mais une chose est certaine insiste Claude Romano [29] : l'authenticité, pour être psychologiquement et existentiellement possible, doit être « toujours à la fois une vérité envers soi-même et envers les autres », car c'est à travers l'autre que nous construisons notre

---

[27] ESM, p. 609.

[28] Nous nous appuyons ici essentiellement sur l'article de Claude Romano. Romano. C. L'authenticité : esquisse de définition. *Philosophiques*, 47(1) : 35-55.

[29] Ibidem., p. 53.

identité et c'est en prenant position envers autrui que nous découvrons qui nous sommes vraiment.

L'accès à la conscience de soi

Le soi dépend de la conscience nous dit John Locke[30]. Mais qu'entend-t-il par « conscience » ? Le mot latin de *conscientia* comporte celui d'un « accord avec ». La question de la conscience apparaît dans l'espace culturel occidental au XVIIIe siècle avec les travaux du philosophe et médecin John Locke, inventeur du concept moderne de conscience avant Descartes comme on aurait tendance à le supposer. Pour Descartes, la conscience demeure ce sentiment de soi qu'on éprouve après un processus de doute radical et qui nous fait atteindre un sentiment d'existence indépendant du monde. John Locke enracine la conscience dans le vécu, c'est-à-dire qu'il comprend la conscience à partir du milieu dans lequel se constitue à savoir le monde. La conscience lockienne n'est pas une conscience vide, elle est pleine de nos actions et non pas une simple acquisition de connaissances. La conscience, si elle est inséparable de la pensée, représente toute action ou pensée passée de la personne. Et c'est « la conscience qui fait l'identité personnelle »[31], qui fait que je me distingue de tous les autres choses pensantes puisqu'il est impossible à quelqu'un « de percevoir sans percevoir aussi qu'il

[30] Locke. J. Identité et différence. *An Essay concerning Human Understanding II, xxvii, Of Identity and Diversity*. Présenté, traduit et commenté par Étienne Balibar, Paris : Éditions du Seuil, 1998. Sigle ID.
[31] Ibidem., p, 151.

perçoit »[32]. John Locke ne s'intéresse pas à la conscience *en* soi mais à la conscience individuelle. La démarche lockienne n'a plus rien à voir avec la position solipsiste du « je » pensant de Descartes. Pour John Locke la conscience implique le sujet vivant singulier, elle interroge notre singularité : *Qu'est-ce qui fait que je suis cet être singulier qui ne ressemble à aucun autre et qui pourtant est identique aux autres ?*

John Locke affirme que *l'identité personnelle consiste dans l'identité de conscience*. La personne est donc un être pensant capable de réflexion qui peut se considérer soi-même comme étant identique à soi à travers le temps et l'espace. Autrement dit, pour John Locke, on peut être la même personne sans être le même homme du point de vue de l'organisation biologique. Il envisage même que si nos esprits, animés par sa seule continuité psychologique, pouvaient changer de corps alors nous serions la même personne dans un corps différent en sorte que « si Socrate et l'actuel maire de Quinborough en conviennent, ils sont la même personne, tandis que si le même Socrate éveillé et endormi ne partagent pas la même conscience, Socrate éveillé et Socrate dormant n'est pas la même personne ».[33] Aux yeux de John Locke la conscience est donc une identité à soi qui se réitère au sein des différences. Dans cette vision, la conscience de soi est une réalité mentale, identifiable et réidentifiable par sa seule continuité psychologique[34].

---

[32] ID, p. 149.
[33] ID, p. 167.
[34] Romano. C. L'identité humaine en dialogue, Paris : Éditions du Seuil, 2022, p. 185.

*

Le problème de l'*ipséité* chez l'alcoolique réside dans des apories. En effet, on ne doute pas qu'il *est* mais on ne sait plus *ce qu'il est* lorsqu'il boit. En réalité l'alcoolique défie sans cesse la question du « qui » (Paul Ricoeur). Par son *dire* : si l'alcoolique à des difficultés à dire « je » et s'en remet totalement à l'autre, qui parle ? Par son *agir* : si l'alcoolique est contraint de boire, peut-il se présenter comme auteur de ses actions ? Par sa manière de se *raconter* : si l'alcoolique a des difficultés à faire avec le temps, s'il nous paraît essentiellement en éclipse, comment peut-il exprimer son identité personnelle ? Si l'alcoolique a une conduite *akratique*, comment peut-il s'estimer lui-même ? Enfin si, dans la perspective lockienne, l'alcoolique reste le même homme (le même corps qui est un tout organisé) mais pas la même personne, car dans l'ivresse l'alcoolique n'a pas conscience de lui-même et d'être la même personne dans les deux états parce qu'il n'a pas de souvenirs de ses expériences lorsqu'il est ivre, alors *qui est l'alcoolique* ?

Si ces questions se posent inévitablement, la libération de son *ipséité* devrait se manifester là où son propre soi est questionné, à savoir dans le boire lui-même.

L'amorce de ce point provoque d'emblée des questions successives : si « boire » ne vise pas l'oubli de soi mais constitue une tentative pour se retrouver soi, à quel moment l'alcoolique est authentiquement lui-même, c'est-à-dire en adéquation avec lui-même ? Pour le dire différemment : si comme le pense Dominique Pringuey [35] , l'alternative n'est pas dépendance ou liberté chez l'alcoolique mais bien plutôt *assentiment* sur l'exigence d'un équilibre entre nécessité et liberté pour faire face à la dépendance (un « mélange de contrôle et de laisser-aller » dirait Claude Romano), comment l'alcoolique peut-il se soustraire aux nécessités du conformisme et avoir une pleine autorité sur lui-même, être spontané ? Cette question confronte inévitablement le soignant à une expérience de l'impossible, à un point énigmatique qui est également une impossibilité *contextuelle* d'envisager le problème. En effet, ne rencontre-il pas l'alcoolique dans un espace de soins qui admet comme allant de soi sa demande manifeste et claire formulée de différentes manières[36] : « je veux sortir de l'alcool », « je veux arrêter de boire », « je veux boire comme tout le monde », etc. Sa demande impossible *pour le soignant*, met par conséquent celui-ci à l'épreuve : comment accompagner l'alcoolique qui, sans cesser d'être ce qu'il est (un sujet en prise avec son existence), désire être cet autre que je suis sans le pouvoir ?

---

[35] Pringuey. D. La nostrité alcoolique. *Revue l'Art du comprendre*, n°10, juin 2001 : 126.

[36] La rencontre ici doit être entendue dans son sens thérapeutique, c'est-à-dire une manière d'être au plus proche de ce qu'elle ouvre comme possibilités et au cœur de l'expérience vécue engagée.

3

Devenir ce que l'on est ?

Derrière ce que l'alcoolique donne à voir et à entendre par sa conduite alcoolique, derrière la particularité de sa vie, il y a un arrière-plan métaphysique, c'est-à-dire le problème de la destinée humaine ou de la place de l'Homme dans le monde. Les conséquences que nous croyons importantes vont découler de la discussion elle-même.

Partons de la définition de l'alcoolisme de Pierre Fouquet[37] qui non seulement a l'avantage d'être simple et rigoureuse mais elle apporte aussi une valeur subjective qui nous paraît essentielle, celle du vécu de l'alcoolique : « *il y a alcoolisme lorsqu'un individu a, en fait, perdu la liberté de s'abstenir de boire* ». L'alcoolisme est donc une *pathologie de la liberté*. Or surgit ici une véritable difficulté formelle : cette définition si claire et si utilisée par tout le monde rend incompréhensible la notion même d'abstinence (renoncer volontairement à boire). Et si l'on se réfère à l'éthique grecque, elle éloigne l'alcoolique de ce qu'il y a de meilleur en nous, car la tempérance ou la maîtrise de soi (la *sōphrosunē :* « avoir tout son esprit à propos de soi-même ») est une des grandes vertus de l'homme.

---

[37] Fouquet. P. Réflexions cliniques et thérapeutiques sur l'alcoolisme. *Évolution psychiatrique* 1951, 11 : 231-51.

Mais si nous posons sa relation au monde comme une tentative d'échapper à sa condition d'être-dans-le-monde, d'un être qui « fait encontre » avec les choses ou les êtres (entreprendre, rechercher, produire, discuter, etc.), alors son mode de présence exprime un acte volontaire, c'est-à-dire *une forme de liberté*, celle précisément dans laquelle il cherche à s'évader du monde dont il est l'habitant, au risque de s'y perdre. Ce retour vers le « chez-soi » et qui affecte aussitôt son identité d'apparence met en jeu le sens même de la présence du soignant à lui. Cette convocation fait donc apparaître une profonde réalité dont l'expression traduit une présence qui dépasse le soignant et qui lui apparaît tout aussi incompréhensible : dans son rapport au monde et à lui-même, *l'alcoolique nous donne l'impression d'être en perpétuel décentrement, de vivre là où il est n'est pas et d'être là où il ne vit pas. Son soi le plus intime est touché précisément dans son retrait*. En se manifestant, il s'approche de nous mais il nous laisse en même temps y éprouver son éloignement. Il ne présente pas un simple écart avec les autres êtres humains, il est une « étrangeté sociale », une énigme qui pose la question de son identité : sa présence nous mène toujours ailleurs. Le souci qu'exprime l'alcoolique nous apparaît ainsi comme un *existential* (une structure de sa propre existence que nous appellerons Présence avec un p majuscule), il est capté par le monde « d'ici-bas » dont il tente de se « préoccuper » par son geste de boire, un geste dont le soignant croît prétendre savoir la signification mais qui, par essence, ne coïncidera jamais avec ce que vit l'alcoolique.

En effet, son geste de boire n'est pas un simple mouvement physique (un mouvement réflexe, machinal ou automatique). Ce n'est pas non plus un acte calculé ou une pratique volontaire qui se fait sur commande, car l'alcoolique ne maîtrise pas son geste de boire (d'où l'adage bien connu des alcooliques : « un verre c'est trop, mille, ce n'est pas assez »). En disant cela, nous concluons sur une chose certaine qui n'offre aucune réponse certaine : *l'alcoolique boit parce qu'il ne cesse de dire ce qu'il sait être la vérité uniquement parce que c'est la vérité pour lui : il devient ce qu'il est parce qu'il ne sait pas qui il est.* Il veut élargir les limites de son existence, à chaque instant et en toutes circonstances, sans mesure. C'est pour cette raison qu'il ne peut pas se regarder agir même s'il n'ignore pas la distance réflexive (il ne peut pas oublier les offenses ou les souffrances qu'il provoque autour de lui). Autrement dit, l'alcoolique est pleinement lui-même que durant ce moment d'abandon que lui procure le vertige de l'ivresse. Faire « retour à soi » est d'abord pour lui un éprouvé ou un « sentir » avant d'être un acte consciemment réfléchi (« je bois parce que »).

Si l'alcoolique veut vivre « pour soi », alors il en sort une difficulté : est-il à ce moment-là authentique envers lui-même ? Si l'alcoolique ne désire pas modifier ce qui est, il sait que son visage (donc son humanité), sera toujours dénié ou défiguré parce qu'il n'est « compris » que par concept : pour les autres et pour tout autre, s'il boit, c'est parce qu'il est alcoolique. S'il est connu que par concept, à quoi lui servirait-il de se connaître, c'est-à-dire d'avoir une idée claire et distincte (une représentation) de lui-même ? L'alcoolique n'est pas un objet de connaissance au même titre que n'importe quel autre objet connu, il échappe à notre pouvoir de connaître parce que l'écart entre lui et nous ne suffit pas à le cerner ou à le maîtriser. En sorte que *la possibilité d'être authentiquement soi-même pour l'alcoolique est impossible.*

Mais le paradoxe que génère le couple possible/impossible n'est pas une voie sans issue[38]. La pensée de l'impossible non seulement est possible mais elle permet au soignant de borner les limites d'un champ clinique nouveau qui reste à approfondir : l'alcoolisme comme expérience de l'impossible l'oblige du coup à reconfigurer ses possibles, c'est-à-dire comme horizon de possibilités à partir duquel s'élabore un sens nouveau. D'un point de vue pragmatique, la reconnaissance de ce qu'il *est* passe par conséquent par une mise à distance de son identité alcoolique (identité de surface), c'est-à-dire par un renversement de sa pensée sur lui. Ce mouvement de décentrement peut produire une véritable rupture, un événement dans la pratique du soignant qui va apparaître encore plus questionnable. Précisons : nous allons essayer de repérer quelques questions, de les repenser et de considérer les tâches que ces questions nous imposent.

---

[38] S'il souhaite approfondir cette question complexe, nous renvoyons le lecteur à notre triptyque sur l'alcoolisme.

4

Prémices d'une pratique « authentique »

La pratique du soignant semble, au premier abord, comme aller de soi tant son exercice se déploie dans un lieu où l'évidence même de sa présence n'est pas à discuter : n'est-il pas là pour « prendre soin » de l'alcoolique ? Il n'y aurait donc plus à discuter, ni à s'interroger sur sa pratique qui fixe d'emblée une exigence éthique et une obligation morale. Or si l'alcoolique se soumet au soignant parce qu'il ne peut pas faire autrement que de s'en remettre à lui, cette soumission se retourne contre le soignant qui ne reçoit pas la reconnaissance de l'alcoolique, car l'alcoolique sait que sa douleur de ne pas être comme les autres ou de ne pas « boire comme tout le monde » *doit* rester sans réponse.

Il faut donc aborder la question du « prendre soin » de l'alcoolique à partir de cette impossibilité qui s'installe dans la conscience de l'alcoolique et dans la conscience du soignant. La pratique du soignant se voit dès lors dotée radicalement d'une autre signification. Si elle se fait à partir d'un lieu clairement identifié (l'institution, sa propre fonction, etc.), c'est la présence du soignant qui est au cœur de cette rencontre. L'institution doit donc être attentive à son *ipséité*. Qu'est-ce que cela peut vouloir dire ? Cela veut dire que le soignant est renvoyé à ses propres actions, à ce qu'il peut faire en sorte qu'il ne peut que s'interroger :

comment *y être*, dans ce lieu où habite le silence et l'indécidable, sans renoncer à ma fonction de soignant ? Son pouvoir de décider et de vouloir se heurte à la Présence de l'alcoolique qui devient *son problème*. Dans cette épreuve, le soignant ne se reconnaît plus, il se retrouve face à lui-même.

Autrement dit, si l'institution construit un champ où des expériences diverses peuvent avoir un sens[39], c'est bien la Présence de l'alcoolique qui *institue* à son tour. Faute d'avoir une « idée claire » de l'alcoolique pour les raisons que nous avons suffisamment évoquées, sa Présence renvoie la pratique du soignant à lui-même, à son seul jugement en situation. Ainsi comprise et pratiquée, la Présence de l'alcoolique oblige le soignant à s'interroger sur sa propre présence, une expérience qui s'impose à lui et qu'il ne peut éviter. Une telle pratique ne peut pas être une activité volontaire ou intentionnelle, elle doit être un *lieu ouvert*, le lieu où toutes les questions relatives à cette expérience humaine peuvent être soulevées, accueillies, prises au sérieux. Un lieu où patiemment, sans relâche, le soignant s'arrache à la banalité et entre en débats avec lui-même, dans un souci d'authenticité et d'accomplissement : c'est là que le soignant peut se retrouver lui-même en se soustrayant paradoxalement à ce qui le définit de manière certaine à savoir sa fonction de soignant.

À suivre ce que nous venons de dire, la pratique du soignant ne peut qu'être incertaine, éprouvante, car la Présence de l'alcoolique, dans l'ici et le maintenant de

[39] Urrego. R. Le phénomène de la rencontre et la psychopathologie, Paris : PUF, 1991, p. 81.

la rencontre, interroge sa propre sphère personnelle (ses doutes, ses angoisses, ses certitudes, etc.). Grâce à l'institution, sa pratique devient ainsi une expérience existentielle, concrète : elle l'invite à faire un effort sur lui-même. Ce moment de *rencontre authentique* ne donne jamais de garantie objective, il est toujours sur le point de disparaître, car si le soignant doit considérer l'alcoolique dans son humanité, il faut qu'il soit prêt à expérimenter à *contrario* son impossibilité de répondre à sa demande manifeste. Mais pourtant, lorsque ce moment rare arrive, rien ne peut l'effacer, il bouleverse le soignant dans les protocoles de sa pratique.

Ainsi, le savoir-faire du soignant ne concerne pas ce qu'il est censé faire auprès de l'alcoolique, il se joue à travers une relation qui n'est pas une « évidence relationnelle », il peut exister ou non selon la propre capacité du soignant à comprendre, ce qui, dans cette rencontre humaine, se passe, s'ouvre à lui. La pratique du soignant apparaît alors non pas comme un savoir achevé publiquement visible et évident pour tout le monde, mais comme un lieu porteur d'un *appel impuissant* qui doit néanmoins comporter une possibilité : il doit rester questionnable. Ce possible ne peut se faire que sous une condition préalable mais qui conduit là aussi à des impasses pratiques : le soignant doit nommer l'alcoolique sans identifier ni objectiver, il doit rester à distance de son identité alcoolique.

Confronté à la Présence de l'alcoolique, la pratique du soignant mène vers les *augustiae*, elle est insupportable pour sa conscience parce qu'elle reste sans réponse possible pour un esprit fini. Elle se fonde en réalité sur un autre type de savoir : le savoir *expérientiel.* Ce savoir expérientiel fait advenir une *pensée intuitive* (celle qui est justifiée non pas par la raison mais par l'exercice pratique et donc communicable pour un autre) qui oblige le soignant à répondre à ces deux questions essentielles : qu'est-ce que *je communique* et comment savoir *ce que je dois faire* ? Des questions qui interrogent l'acte même de dire, de ce qu'il est contraint de faire dans une visée éthique et morale. Par conséquent la Présence de l'alcoolique le fait cheminer dans un « cadre » à l'intérieur duquel il se trouve démuni de tout moyen d'orientation, parce qu'en réalité, il n'est plus dans le « cadre », mais *au-delà.*

5

Vérité

L'irruption de la parole et du destin tragique de cette femme alcoolique qui a été au cœur de notre réflexion, questionne bien ce qu'elle dit, ce qu'elle a mis en œuvre en tant que sujet agissant et sa propre individualité. Sa conduite *akratique* ouvre à un champ infini de questions sur le problème du « soi-même » qui met à l'épreuve le soignant lui-même.

Ces questions ont mis en évidence des arrière-fonds ou le « soi-même », que nous avons sondé très brièvement à travers les travaux de Paul Ricoeur et de Claude Romano, ne s'avère pas une espèce de chose, ni un noyau d'identité à soi mais comme un idéal d'auto-détermination pleinement assumé de l'individu et qui le mène plus haut, vers la meilleure partie authentique de lui-même, c'est-à-dire vers une adéquation avec lui-même.

Si la notion de l'authenticité ou la recherche de vérité « d'être soi-même » à « soi-même » chez l'alcoolique nous a conduit à des apories, c'est d'abord en raison de notre propre rationalité qui fait que nous voyons naturellement l'alcoolique avant qu'il ne se présente à nous, en chair et en os. Les pratiques actuelles, les ouvrages théoriques sur les problèmes classiques que posent l'alcoolique et qui occupent encore bon nombre de professionnels aujourd'hui ne font que perpétuer malheureusement cette réalité. Mais quand l'alcoolique est là, face à nous, c'est lui qui prend vraiment la parole et raconte ce qu'il vit. Le soignant, s'il est honnête, va s'apercevoir que tout ce qui a été dit sur l'alcoolique est absolument étranger à l'approche *concrète* et *vivante* de l'alcoolique, car dès qu'il cherche à aller vers lui, celui-ci disparaît sous son identité alcoolique. Les concepts ne contiennent aucune vie entière, ils renvoient toujours au passé ou au futur, ils ne sont pas une expérience présente qui permet de faire nôtre une émotion ou d'espérer. Si sa disparition est bien celle de son accès, c'est « la question de l'*ipséité* », de son existence en personne comme forme de vérité qui est jetée en plein visage du soignant.

En effet, il est difficile d'affirmer que cette femme, « n'est pas elle-même » au moins, pour cette raison : il faut une forme de souci de soi ou d'un accord intérieur pour parler de soi, de sa propre incapacité à maîtriser ou à contrôler sa conduite alcoolique. Cette incapacité devient en réalité une expression d'elle-même, un éprouvé de ce qu'elle vit. Or elle ne peut nier ce qu'elle éprouve en elle, elle ne peut pas supprimer l'épreuve d'une telle impossibilité intrinsèquement vécue en elle-même. Par sa conduite *akratique*, cette femme n'agit pas contre elle puisque son alcoolisme fait « voir double » : c'est une épreuve qui est la sienne propre et dans le même temps, c'est un éprouvé qui lui apparaît étranger à elle-même. *Cette contradiction est sa propre vérité*, elle l'assume, la fait sienne. Si nous l'avons rencontré dans un espace de soins, c'est qu'elle avait consenti à dépasser cette contradiction. Mais le consentement dont il est question ici n'est pas extérieur à ce qu'elle vit, il en est même la texture affective. En acceptant de partager les violentes limitations de son existence avec nous, cette femme tente de se décharger de certains de ses vécus, de ressaisir au plus profond d'elle les forces de sa transformation qui a toutes les peines à adhérer pleinement à elle-même : elle cherche *impossiblement* à « travailler » sur elle-même, à découvrir en elle la racine la plus profonde de son manque d'estime d'elle-même.

La question qui se pose maintenant et celle de savoir si ce ces remarques qui nous semblent vraies contreviennent ou nous obligent à préciser l'idée que se fait le soignant de sa rencontre avec l'alcoolique. Quand elle se vit au présent, c'est-à-dire *là,* dans l'ici et le maintenant de sa préoccupation, cette rencontre échappe à la survalorisation de savoirs, elle est un « coup d'éclair » au milieu de tout cadre naturel ou intentionnel, c'est-à-dire une expérience d'ordre métaphysique et ontologique dans laquelle le soignant fait l'épreuve de sa propre intériorité. Où se trouve dès lors sa pratique ? Dans la somme des actes qu'il effectue ? Toutes ces choses que le soignant nomme avec tant d'assurance sont là mais la présence *existentiale* de l'alcoolique ne peut pas se définir à partir de ces éléments objectivables : elle déborde le domaine étroit d'une spécialité. Au cœur de sa conduite *akratique*, le soignant rencontre donc un être qui se débat avec lui-même et le monde. Sa douleur de ne pas être comme les autres, devient aussi son souci, son problème, son devoir moral : il doit se mettre à la hauteur de ce qui lui arrive, en tant qu'homme et devant tous les hommes.

Chaque fois que nous nous trouvons devant une véritable décision à prendre, nous nous interrogeons nous-mêmes. En poussant la réflexion sur sa conduite *akratique* aussi loin que nous pouvions, cette femme nous a ramené à notre « juste mesure » (qu'est-ce que nous avons à faire à partir de ce dont nous avons la capacité ?). Elle a réveillé notre capacité à s'étonner en plaçant au cœur de son intériorité faite d'un affrontement qui a lieu au-delà de son identité alcoolique, des questions d'ordre philosophique et éthique. Voilà pourquoi la Présence de l'alcoolique mérite tout notre respect et toute notre attention. Nous devons lui être reconnaissants de nous rendre un peu plus *humains* même si nous savons que cela ne sera pas suffisant à endiguer notre arrogance ou notre « rage de vouloir conclure » pour parler comme Flaubert[40] ; même si enfin l'alcoolique nous apparaît comme *quelqu'un* que nous n'avons jamais rencontré auparavant.

*

Ce que nous venons de dire nous oblige à préciser davantage ce que nous appelons le phénomène alcoolisme au risque d'être redondant. Remettre à chaque fois en chantier « ce qui se passe » entre le

[40] Binswanger. L. Analyse existentielle et psychanalyse freudienne. Discours, parcours et Freud [Expression de Flaubert G. dans la préface de Fédida P.], Paris : Gallimard, 1970, p. 53.

soignant et l'alcoolique sur le sol même de l'expérience clinique concrète nous paraît être une nécessité, à l'image du buvard qui absorbe les valeurs symboliques des choses pour reprendre une formule de Jean-Paul Sartre [41] . Les chapitres qui vont suivre cherchent à entrer dans cette profondeur où le familier et l'inattendu se côtoient. Nous allons une nouvelle fois avoir une attitude de description réflexive, partir de la mise en vue de la pratique du soignant et de l'institution qui côtoient irrémédiablement aussi le risque d'une certaine « fixité ».

[41] Sartre. J.P. L'être et le néant. Essai d'ontologie phénoménologique, Paris : Gallimard, 1943, p. 674.

6

Ne pas résister au « phénomène »

S'il est évident que le soignant rencontre « en personne » l'alcoolique, s'il l'appréhende d'une façon qui lui est propre et, en cela, devient une expérience singulière et concrète, il ne signe pas seulement une « façon de faire », il interprète, donne sa propre représentation de l'alcoolique. Le plus souvent il le fait résonner sur le mode de la *résistance* : n'est-il pas réellement impuissant face à son alcoolisme ? N'est-il pas confronté à autre chose ?

Nous invitons le soignant à ne pas résister face au phénomène alcoolisme. Le phénomène signifie alors, suivant Martin Heidegger[42], « ce qui se montre en soi-même, le manifeste ». Le mot résistance n'est pas pris dans le sens convenu de la résistance face à une « chose » qui provoque un saisissement, un découragement ou une frustration chez le soignant, mais comme un appel, une manière d'accueillir ou de se rendre disponible à ce qui lui arrive. Et cet événement pousse paradoxalement le soignant à mettre en place un mécanisme d'expulsion propre à sa rationalité : au contact de l'alcoolique et à sa demande d'aide, le soignant peut réagir comme une machine logique qui expulse ce qui la contredit. Il cherche malgré lui à rendre *explicable* l'existence de

---

[42] Heidegger M. Être et temps. Traduit de l'allemand par François Vezin, Paris : Gallimard, 1986 pour la présente édition, p. 55 : & 7, 28.

l'alcoolique, à l'insérer dans un conformisme social en oubliant qu'il est impossible de faire un écart entre l'alcoolisme et l'alcool, en oubliant surtout que l'alcoolique ne peut pas se départir de ce réel. Si nous reprenons le discours de notre femme alcoolique, nous sommes convaincus que beaucoup d'entre nous éprouveront le besoin naturel de l'expliquer à la lumière des possibles préexistants, c'est-à-dire en lui donnant une consistance, une structure bien différente de la nôtre. En effet, quand il s'agira d'intégrer leurs conclusions, ils diront que malgré sa capacité à se positionner face à sa conduite alcoolique (curieusement cette capacité réflexive est très peu interrogée), cette femme alcoolique pourrait bien souffrir par exemple d'une pensée *dys*fonctionnelle, d'un *manque* de motivation en raison de son *manque* de confiance en elle ou encore d'une « phobie du penser ». Son alcoolisme serait, autre hypothèse, une solution négative à un vécu devenu intolérable. Mais demandons-nous plutôt d'où vient notre propre sentiment de frustration ou de déception face à ses paroles claires ? Car n'y-a-t-il pas là, dans ce qu'elle dit qui semble répondre *a priori* à une urgence de bon sens, un nœud qui persiste malgré notre savoir sur l'alcoolisme ? Ces discours explicatifs bien encadrés en leur lieu, ne sont en réalité que des défenses contre ce réel que nous avons souligné, ils vont contre l'autre comme personne, contre le phénomène qui ne peut que se vivre ou s'écrire que du côté de l'alcoolique.

Le phénomène alcoolisme pousse jusqu'à sa limite la capacité du dire, nous ne savons ni comment le dire, ni exactement de quoi nous parlons : sa force tient dans sa capacité à déjouer toutes nos explications causales. Sa réalité est toujours interrogative. En vérité, c'est à travers le soignant que se joue et peut se traiter l'énigme que pose le phénomène alcoolisme, car il met à jour un savoir « spécifiquement humain » [43] qui s'adresse à chacun d'entre nous. Au-delà du symptôme, au-delà de la plainte, quelque chose est *dit* (un savoir) et qui doit être spécifiquement entendu. L'oublier, c'est finir par suspecter l'alcoolique de n'avoir jamais existé, c'est créer en définitive les conditions d'une véritable *injustice épistémique*.

---

[43] Nous reprenons ici l'expression de Serge Tribolet. Tribolet. S. La folie, un bienfait pour l'humanité. Préface de G. Romeyer Dherbey, Professeur émérite à la Sorbonne, Paris : Éditions de Santé, 2004.

7

L'injustice épistémique

Le concept « d'injustice épistémique » (*epistemic injustice*) a été inventé par la Professeure de philosophie Miranda Fricker[44] en 2007 pour signifier un type d'inégalité qui se manifeste dans l'accès, la reconnaissance, et la production des savoirs. Appliqué et développé dans de nombreux domaines de l'épistémologie sociale, y compris dans le domaine de la santé, ce concept peut contribuer à la réflexion sur la décision partagée. Retenons cette idée essentielle : il est possible qu'une personne (ou un groupe) qui tente de contribuer à un échange ne soit pas prise au sérieux en raison de son appartenance à un groupe non dominant. Elle se heurte donc à un biais lié à son identité sociale.

C'est bien le cas de l'alcoolique. Non seulement l'alcoolique est stigmatisé par la société (il est affligé d'un « préjugé identitaire négatif » comme dit Miranda Fricker) mais ce qui le définit, à savoir la perte de liberté de s'abstenir de boire, le dote d'un caractère tragique : l'alcoolique boit parce qu'il ne peut pas faire autrement que de boire. Mais si l'alcoolique existe bel et bien, il faut bien qu'il y ait une cause à l'origine de son alcoolisme. Répétons-le : la nature de cette cause est claire pour tout le monde, c'est l'alcool, autrement

---

[44] Fricker. M. Epistemic Injustice : Power and the Ethics of Knowing, Oxford : University Press, 2007.

dit son « comportement matériel »[45]. L'alcoolique est donc nommé par son alcoolisme. Si le soignant et l'alcoolique sont liés par cet objet alcool alors comment parler d'alcoolisme sans parler d'alcool ? Comment échapper à cette causalité circulaire ?

L'injustice épistémique apparaît à ce niveau de la rencontre thérapeutique, là où se tient un *malentendu* :

- Le soignant est certain de l'exactitude du sens de sa conduite alcoolique. Mais face aux nombreuses rechutes, à la répétition de son geste, le soignant peut avoir des réactions de rejet, rejet d'un patient qu'il ne peut s'empêcher de ressentir comme agent ou coupable même de son alcoolisme.
- L'alcoolique, mal inséré dans l'univers du langage, adopte un mode de communication qui déroute le soignant à l'image des paroles de cette femme alcoolique.

Dans cette rencontre, le soignant et l'alcoolique ont chacun une interprétation de leur propre place. Chaque interprétation n'a pas le même objet et ne débouche pas sur le même sens : il y a bien un « mal(-)entendu » puisque le soignant cherche une objectivation de son drame pour la traiter (afin d'obtenir un résultat immédiat comme l'arrêt de sa consommation d'alcool ou de l'aider à « maîtriser sa consommation d'alcool »,

---

[45] C'est le « fait brut » ou son symptôme pour rejoindre Tatossian. A. (1979). La phénoménologie des psychoses. Préface Jean-Michel Azorin, Jean Naudin et Dominique Pringuey. Postface Jeanne Tatossian et Jean-Claude Samelian, Paris : Éditions Le Cercle herméneutique, coll. « Phéno », 2002.

etc.) tandis que l'alcoolique s'attend à être soigné de son problème d'alcool sans le désirer puisque ce qui le préoccupe est *ailleurs* comme le traduit si bien Bernd Jager[46] : « le soi en vient à se suffire à lui-même ; je n'ai pas besoin de rien demander, de ne rien chercher (…). Je suis tout, je suis complet et n'ai pas besoin de l'aide des autres ».

Il y a antinomie. L'espace occupé par le soignant n'est pas complémentaire à l'espace occupé par l'alcoolique. Ces deux espaces s'opposent, ils obéissent au principe d'exclusion réciproque : d'un côté (l'alcoolique) un lieu enveloppé de chaleur et de communion avec la vie[47] et de l'autre (le soignant) un lieu « raisonné » entouré par la froideur de la résistance, de la maîtrise, de la domination (le verbe dominer en français signifie régner, imposer, ordonner mais évoque également l'attitude et la vue que celui qui surplombe une situation ou un paysage). Il n'y a pas de conciliation possible, l'un des termes est de trop. Cette butée est en définitive ce qui les relie puisqu'il s'agit de *deux interprétations d'une même situation fondamentale* : ce qu'ils posent l'un comme l'autre, c'est leurs propres limites, car à vouloir déchiffrer les signes de l'autre, ils ne savent pas où ils sont. Ils risquent de perdre ce qui est véritablement mutuel à

---

[46] Jager. B. Œuvres. Tome 1. Vers une poétique de l'existence. Traducteurs : Christian Thiboutot, Jacques Quintin, Florence Vinit, Paris : Connaissances et Savoirs, Coll « Clinique et existence », p. 105.
[47] L'alcool touche à l'unique, à l'essentiel comme le dit si bien Gaston Bachelard : « l'eau de feu. C'est une eau qui brûle la langue et qui s'enflamme à la moindre étincelle (…). Elle est la communion de la vie et du feu ». Bachelard. G. La psychanalyse du feu, Paris : Gallimard, 1949, p. 145-146.

savoir l'expérience de la rencontre, d'un point « fixe », d'un « ici » qui permet de se rendre vers un « là-bas ».

Autrement dit, tout se passe comme si le seul problème de l'alcoolique c'était l'alcool et pas ce qui se passe en lui. Il y a comme un refus de prendre en considération son existence. Constat étrange : malgré lui, l'alcoolique réussit à entraîner l'équipe soignante dans ce mécanisme par se demande formelle de vouloir « arrêter de boire ». L'alcoolique échoue ainsi à se faire entendre. En regardant d'un peu plus près, ce moment de vertige qui échappe au *logos* ou à la raison raisonnante, envahit nos réflexes sociaux, moraux ou thérapeutiques :

- Si l'alcool ne fait pas l'alcoolisme (tout comme le sucre ne fait pas le diabète), que peut signifier le mot « guérir » (ou l'arrêt de boire) pour l'alcoolique ? Cette question montre à quel point l'alcoolique est « fixé » à son propre discours et qu'il est malgré lui condamné à porter la tunique de Nessus (sa passion dévorante) que nous lui avons définitivement collée sur sa peau. Le problème se pose également pour le militant d'un groupe néphaliste (« anciens buveurs »). Abstinent volontaire comme il l'affirme, le militant d'un groupe néphaliste exhibe le fait qu'il peut s'arrêter de boire parce qu'il le veut. Mais en réalité il revendique sa dépendance puisqu'il court toujours après l'alcool pour le traquer afin de le mettre hors d'état de nuire chez les autres. Il s'arrête de boire parce qu'il a compris qu'il est alcoolique. Tel est son paradoxe, militant volontaire il se retrouve dans une existence circulaire qui tourne autour de la dépendance : il est dépendant de sa militance qui dépend elle-même de sa dépendance à l'alcool.

- Si « l'objectif final » étant la « guérison », c'est-à-dire le « retour à la santé » pourquoi entendons-nous dire que cet objectif final doit passer par un « travail de deuil » de l'alcool ou par une diminution de sa consommation d'alcool ? En fait, ici comme ailleurs, ce discours permet au soignant de se raccrocher à quelque chose de solide et de parfaitement objectivable et explicable (le recours par exemple à la rassurante théorie de l'*evidence-based medicine*) mais qui, ce faisant, nie la personne alcoolique. Les preuves, naturellement, nous feront toujours défaut.

- Si l'alcoolique boit pour supporter l'insupportable (ou le fait qu'il boit) et si la « rechute » (la « descente ») a toujours une étiologie radicale (son alcoolisme) pourquoi nous faut-il sans cesse lui trouver une explication ? En vérité, la « rechute » ne signifie pas (son sens ne va nulle part), elle excède toute proposition. Elle ne se prête en réalité à aucun effet de sens. Elle est ce silence qu'il s'agit de traverser.

Une fois atteinte la limite exacte de ces questions, l'impossibilité reste inéluctablement impossible tant sur un plan logique que dans l'expérience clinique. Le travail du soignant se révèle en effet colossal, il se manifeste dans son aspect de charge ou de fardeau : chaque fois qu'un alcoolique réprouve (« je ne bois plus comme avant ») ou chaque fois qu'il proteste (« je veux arrêter de boire »), le soignant peut manquer à tout instant ce moment d'humanité en raison de la forme même de sa parole (le soignant peut être démuni, mal à l'aise ou hostile face à sa parole qui se répète à l'infini). Mais alors comment saisir la parole de l'alcoolique qui prétend occulter ce qu'il est en se montrant ? Comment sortir de cette aporie ? Et où sa responsabilité doit se loger ? Poser ces questions, c'est reconnaître la singularité de la situation et la traiter comme situation herméneutique.

Pour commencer, il nous faut briser ce mythe qui veut nous faire croire qu'il est possible d'expliquer (cerner, maîtriser) l'alcoolisme. Toutes nos tentatives pour l'expliquer ne fait qu'engendrer des malentendus supplémentaires : le terme « causal » ne peut pas servir à caractériser la relation de l'alcoolique à l'alcool parce que nous sommes dans le domaine d'une expérience de vie qu'il s'agit de comprendre sans la dénaturer. Dans cette lecture l'alcoolisme apparaît comme une *certitude négative*, concept élaboré par le philosophe Jean-Luc Marion[48], c'est-à-dire une *certitude sans réponse* : l'alcoolique porte en lui le témoignage décisif et déterminant de *ce qu'il est* sans que nous puissions le définir. Autrement dit, définir l'alcoolique par son alcoolisme, c'est le réduire à un objet aliéné, en finir avec lui. Il nous faut reconnaître que la souffrance alcoolique met mal à l'aise autrui. C'est pourquoi il n'est pas étonnant que personne ne perçoive vraiment sa place. Face à cette ambiguïté existentielle, l'élimination de sa conduite alcoolique pure et simple est une véritable *amputation*. Etrange retour des choses : si l'alcoolique accepte de rencontrer le

[48] Marion J. L. Certitudes négatives, Paris : Grasset, 2010.

soignant ce n'est pas dans l'espoir plus ou moins conscient et ambivalent de pouvoir changer son comportement mais d'avoir l'opportunité de vivre sa propre souffrance alcoolique autrement. À suivre ce constat, la pratique alcoologique devrait rester sans contrepartie (le soignant ne doit pas espérer que l'alcoolique s'arrête de boire par exemple), elle doit rester une possibilité humaine ou mieux dit : *elle doit offrir à l'alcoolique de nouvelles possibilités qu'offre la vie au travers de sa souffrance alcoolique*.

Cette réalité nous pousse à développer la conscience de notre rationalité limitée qui exige une *humilité* épistémique, c'est-à-dire une humilité qui décide d'affronter l'inévitable, et de soutenir une réflexibilité permanente afin de limiter cette injustice épistémique inhérente à la rencontre avec l'alcoolique. Ce travail réflexif nous paraît central pour le soignant : Que faire ? Ou plutôt que faut-il que je devienne, pour que, conscient, je ne sois pas résigné ?

Cette démarche, qui se fait autour de quelque chose en commun, doit être identifiée et expérimentée[49]. Celle-ci doit tenir compte, selon-nous, de ces deux nécessités : il s'agit d'être attentif aux savoirs de

---

[49] Ce travail a fait l'objet d'une recherche collaborative avec l'Université d'Oxford et l'Université du Kent autour du concept « d'injustice épistémique ». The Collaborating Centre for Values-based practice in Health and Social Care. St Catherine's College Oxford and Philosophy, University of Kent. Titre : « La rencontre thérapeutique avec l'alcoolique : une injustice épistémique ? ».
https://valuesbasedpractice.org/what-do-we-do/vbp-webinars-ass/identifying-and-overcoming-epistemic-injustice-in-health-and-social-care/

l'alcoolique (dans le réel de la situation, nous ne pouvons pas faire comme si l'alcoolique en tant que personne n'existait pas. S'il existe il faut non seulement qu'il soit rencontré mais il faut aussi que nous puissions écouter ce qu'il a à nous dire) et les savoirs pratiques des soignants afin de permettre une meilleure compréhension de ce qui se joue entre l'alcoolique et le soignant. Cette confrontation des savoirs doit être accompagnée d'un véritable travail réflexif sur l'éthique, les conditions mais aussi les difficultés d'un tel croisement des savoirs. Ce travail réflexif permet un moment de rupture qui advient en dehors du mouvement général de l'institution[50]. Il est l'occasion de penser ce qui est autour, à la marge, d'introduire du jeu dialogique.

[50] Cf chapitre 9.

8

Agir contre soi-même

Dans l'analyse jusqu'ici menée sur le problème de la conduite *akratique* de l'alcoolique, nous avons distingué puis isoler le « soi » de l'alcoolique pour le mettre en devoir de chercher depuis ce « soi » isolé un passage avec les autres, c'est-à-dire avec « nous ».

Cela signifie que nous admettons qu'il n'y a ni un rapport logique, ni un rapport causal entre les raisons d'agir chez l'alcoolique et ses actions : sa conduite *akratique* peut être l'effet d'un choix existentiel. Nous reconnaissons donc que l'alcoolique peut ne pas faire ce qu'il a jugé bon de faire sans perdre la responsabilité de ses actions. Nous affirmons ainsi que l'alcoolique, pour reprendre les mots de Paul Ricoeur[51], assume certains événements à venir comme des « représentants de lui-même, en dépit du fait qu'ils n'ont pas été expressément prévus et voulus ; ces événements sont son *œuvre* malgré lui ». Ce moment fait inévitablement appel, c'est-à-dire irruption et donc sens : l'alcoolique crie son besoin impossible « d'être comme nous » (de boire comme tout le monde) et le soignant est mis en demeure d'y répondre. Il est par conséquent le lieu d'une expérience qui oblige le soignant à édicter une proscription de *qui* il est. Il ne peut le faire qu'en se débarrassant de sa boîte à outils dont à chaque fois il a

[51] SMA, p. 341.

besoin. Il doit travailler en quelque sorte avec les mains nues, faire un examen critique de la situation dans laquelle il se trouve. Cela veut dire que le soignant doit se pencher sur cette question : comment toucher le plus intime de l'autre derrière le dire habituel ?

C'est vraisemblablement cela l'altérité de l'alcoolique : ce qu'il cache et qui transperce malgré tout dans ce qu'il dit. Nous avons saisi sur le vif ce mode d'être chez notre femme alcoolique. Nous avons essayé de décrire ses paroles pour le rendre compréhensible et communicable. L'invoquer, c'est-à-dire parler de ce qu'elle « dit », c'est ouvrir un espace où peut se « passer quelque chose ». Ce lieu se présente même comme une promesse à venir : c'est là que la raison ou la pensée critique se trouve à chaque fois troublée, c'est là également que le soignant est conforté par un « oui » dans ce qu'il est dans sa rencontre avec l'alcoolique : un être essentiellement en prise avec lui-même, en butte à des questions personnelles. Ses préoccupations, qui le plonge dans une « auto-biographie de ses sentiments » [52] , pourraient se formuler de différentes façons, à la manière de Paul Fréour[53] : « Qu'est-ce que je veux vraiment ? Qu'est-ce que j'attends de lui ? Jusqu'à quel point puis-je être en mesure de comprendre et où est ma limite ? Quel est le sens de ma présence à l'autre et quelle vérité suis-je capable de reconnaître ? Quelle est la source de mon angoisse et comment y faire ? ».

---

[52] C'est une belle formule de Gérard Oberlé. Oberlé. G. Itinéraire spiritueux, Paris : Éditions Grasset & Fasquelle, 2006, p. 37.
[53] Fréour. P. Au-delà des mots. La médecine et l'homme, Bordeaux : Éditions Presses Universitaires de Bordeaux, 1988, p. 74.

N'y-a-t-il pas là un niveau incomparablement supérieur, un « problème humain » des deux côtés dans cette rencontre ? En arrière-plan de la rencontre, nous plaçons donc comme « principe des principes » la continuité de l'existence de l'alcoolique. Pour le dire d'une manière maladroite, l'alcoolique n'est pas une « pure machine à vivre »[54] qui demande à boire. L'alcoolique n'est pas muet, il parle à toute voix, il parle à *quelqu'un*, avec *nous*. Il recherche l'autre au lieu précis où cette altérité est la plus humaine : malgré la violence de son compagnon envers elle, c'est bien son regard que cette femme alcoolique recherchait pour se sentir exister ou pour éprouver, à certains moments, un sentiment de bonheur inexplicable. Et c'est cette intimité abrupte que beaucoup jugent intolérable.

Derrière le visage de l'alcoolique, il y a une volonté de s'arracher à la facticité (sa condition « d'être jeté » dans le monde et de se comprendre en tant que mortel) et de revenir aux autres, de participer à la vie de la communauté humaine. En face du soignant il y a donc un *être humain vivant*, c'est-à-dire un être *incarné* qui se présente au-delà de sa « structure tragique » et qui, en raison même de cette Présence, oblige le soignant à dépasser les limites de ce qu'il peut en dire, de trouver un autre genre de langage qui permet de rendre compte de ce qu'il vit. Curieuse conséquence à cela : *prendre soin de l'alcoolique, c'est au fond se soucier de soi sans désavouer en rien sa demande d'aide*. Plus

[54] Une expression qui serait attribuée à un médecin et philosophe du XVIIIe siècle, Julien Offray de La Mettrie.

l'institution s'éloigne de cette réalité, plus elle se rapproche de la banalité, chosifie l'humain et s'éloigne du lien humain. C'est à ce prix que le soignant s'ouvre au monde de la rencontre, y compris à son monde intérieur. C'est à ce prix que la rencontre entre le soignant et l'alcoolique peut fournir la condition de son propre *avènement*. Ne pas le faire, c'est risquer de manquer, comme l'exprime à sa manière cette femme alcoolique, *l'existence comme événement* : une existence qui ouvre au noyau le plus intime de son *ipséité* qui est non seulement acceptable, mais concevable parce qu'elle n'est pas dénuée de sens.

9

Se détourner du familier : l'institution

Pour le soignant sa pratique a une forme. Cette forme est un principe qui lui permet de s'orienter dans ce qu'il a « à faire » avec l'alcoolique. Mais pour l'alcoolique, sa souffrance n'est pas une forme mais bien une réalité de ce qu'il vit : par sa conduite *akratique*, il n'agit pas contre lui-même, il manifeste sa propre norme de vérité.

Dans cette rencontre, il y a un moment où le soignant doit faire l'épreuve de cette réalité. S'il n'y a pas de réponse raisonnable, rationnelle à cela puisque l'alcoolisme recèle quelque chose d'irréductible, de non analysable et donc de mystérieux et si la curiosité ou le courage le prend de le regarder en « dedans », alors le mot « alcoolisme » cesse du coup d'être désigné sous ce vocable.

Ainsi contre toute forme d'anticipation ou de programmation, la rencontre avec l'alcoolique est, pour le soignant, un moment qui ne le laisse pas indemne, elle est une manière nouvelle de comprendre ce qui lui arrive : elle le met en devoir d'être dans un « je » au vif et au présent de la rencontre. Si ce « je » ne se produit que dans l'instant (une telle « présence à soi-même » demeure « invisible »), il nous faut faire une remarque décisive : si l'institution institue en créant un mouvement dans un devenir chez l'alcoolique, c'est parce qu'elle peut aussi introduire de la répétition : elle peut rendre compte d'une expérience répétable par d'autres, mais une expérience qui sera toujours à distance de tout « événement » (ce quelque chose à quoi le soignant ne peut attendre pour reprendre une formule de Henri Maldiney [55]). Autrement dit l'avènement du « je » apparaît comme un fait contradictoire, il n'a de sens que s'il a été « travaillé » par son impossibilité même : le soignant doit sortir de sa fonction de soignant et c'est à cette condition qu'il peut être présent pour l'alcoolique. Ce mouvement n'annule pas la Présence de l'alcoolique : d'autres soignants peuvent en faire l'expérience. L'institution, telle que nous la décrivons devient alors un lieu paradoxal et qui déborde en deux directions opposées : elle doit instituer avec ses espaces orientés ou décidés d'avance et, de manière *simultanée*, apprendre à se méfier de ce qu'elle produit de manière formelle en donnant l'occasion au soignant de consentir à toutes les dimensions de l'expérience humaine et à tout ce qu'elle comporte de mystérieux, d'indicible, de transcendant.

---

[55] Maldiney. H. Penser l'homme et la folie, Paris : Éditions Jérôme Million, 1997 (2e édition), p. 316.

10

Un dernier mot

Si nous nous obstinons à rendre l'alcoolique tel que nous voudrions qu'il soit, c'est-à-dire à abolir le sens même de sa vie au nom de ce qu'il *a* (symptômes objectivables et conventionnels) nous passons à côté d'une interrogation de ce qu'il *est* (dimension du vécu et de son « monde intérieur ») comme condition de possibilité d'une rencontre authentique. Le soignant ne doit pas s'arrêter à des critères d'une impossibilité de compréhension[56] qui risque d'effacer la dimension tragique de ce que vit l'alcoolique. Il n'en sera que plus attentif à la vision du monde qui se dégage de sa propre présence, à la signification de son implication avec l'alcoolique comme instauration d'un monde commun. Il n'en sera que plus soucieux de ce qui, au-delà de ce qui donne à voir, fait sens, devient un moment créateur de monde, ouverture vers un horizon.

---

[56] Le mot comprendre est à entendre ici dans le sens d'une recherche d'un parcours de « sens » personnel. Comprendre signifie ici littéralement « saisir ensemble » (sens du latin *com-prehendere*), une expérience de rencontre et de confrontation du sujet avec lui-même au *présent*. Ainsi, nous dit Hans-Georg Gadamer : « quand nous comprenons, le sens de ce qui est dit est présent ». Gadamer. H-G. Vérité et méthode. Les grandes lignes d'une herméneutique philosophique. Édition intégrale revue et corrigée par Pierre Fruchon, Jean Grondin et Gilbert Merlio. Traduction publiée avec le concours de Inter Nationes, Bonn, Paris : Éditions du Seuil, 1976 et 1996, pour la traduction française, p. 618.

Si cette courte réflexion reprend, malgré nous, certaines pensées que nous avons essayé de traduire ailleurs, c'est parce que nous sommes toujours sous le coup de la Présence de l'alcoolique : nous avons été obligés de regarder en nous pour la découvrir, pour l'apercevoir derrière les apparences. Par cette expérience, nous touchons le point le plus profond de la vie puisque cette femme alcoolique, malgré son destin tragique, nous a entraîné dans son intimité partagée, dans sa puissance du vivre, dans ce mouvement de la vie qui nous dépasse :

« À son sujet, ne dis ni mal ni bien,
Car il est passé au-delà et du bien et du mal »
Rûmî (Odes mystiques, 833)[57].

Prendre en charge quelqu'un, ce n'est pas seulement lui donner la possibilité de moins souffrir, c'est lui donner la possibilité de vivre. Or, pour cette femme alcoolique, qui nous a parlé que de choses vécues et entières, vivre veut aussi dire la possibilité d'être « autre que soi » sans cesser « d'être soi-même ». Tenter de le mettre en mots (vœu dérisoire) permet une chose essentielle ou du moins de le rendre existant : il permet de se souvenir et d'assumer notre rencontre avec cette femme qui nous a ouvert sous nos yeux un champ de réflexions encore en friche. Nous avons bien employé le terme de « femme » débarrassé de son thème objectif (alcoolique), car dans cette rencontre nous avons eu à faire avant toute chose à une personne

[57] Vitray-Meyerovitch. Eva de. Rûmî et le soufisme, Paris : Éditions du Seuil, 1977, 2005, pour la présente édition, p. 60.

humaine qui souffre et qui, par son acte même d'écrire, ne s'arrête pas au seuil de l'écriture : sa voix s'essaie également à exister.

Enfin, un dernier mot. En partageant notre réflexion avec une amie, celle-ci nous a fait ces deux remarques en se mettant dans la perspective de Paul Ricoeur : comment produire des actes justes s'il n'existe pas dans l'entourage (outre des « institutions justes ») des vis-à-vis « justes » ? D'où quelqu'un pourrait-il tirer la force d'adopter une attitude éthique juste pour elle-même et autrui lorsqu'il est placé devant une situation extrême ? Ces deux remarques sont essentielles, elles nous invitent à s'interroger sur les structures sociales et relationnelles complexes qui sont également en jeu dans le vécu de cette femme. N'oublions pas que le « milieu » [58] structure également l'individu. Son « milieu » a-t-il-été inadéquatement compris dans certains de ses aspects ? Ou pour le dire autrement s'agit-il de « pratiques communicatives problématiques » qui ont empêché cette femme de partager adéquatement son expérience à autrui ? Comment penser cette question sans prendre pour

[58] Nous reprenons ici l'idée directrice du philosophe japonais Watsuji Tetsurô selon laquelle l'être se structure à travers son espace, son milieu qu'il appelle *Fudô*. Sa pensée peut paraître complexe mais retenons, pour simplifier, que l'autre auquel nous nous adressons, n'est pas seulement un être individuel chargé d'une histoire, il est aussi chargé d'un milieu dans lequel sa propre existence s'y trouve structurellement concernée. Sans ce milieu, l'être n'est qu'une abstraction. Par conséquent, s'il est nécessaire de comprendre l'autre dans son individualité, nous devons aussi questionner son milieu, son fonds de "relationnalité". Watsuji Tetsurô. Fûdo le milieu humain. Commentaire et traduction par Augustin Berque, Paris : CNRS Éditions, 2011.

autant le risque de réifier le problème de l'*akrasia* ? Isoler un drame ou une faiblesse de la volonté chez autrui est légitime mais encore faut-il l'isoler en sachant que le « reste » existe, que cette femme en l'occurrence, a une façon de faire sens de ses expériences malgré l'existence de failles herméneutiques[59] : choisir de porter plainte, de décider de se « faire soigner » ou d'écrire sur « soi » étaient ses ressources herméneutiques, ses possibilités de *résistance* qui ne diminuent en rien le poids de sa présence vivante, ni travestir sa vérité comme révélation de soi. Autrement dit, même si sa marge de manœuvre dont elle disposait dans son histoire semblait étroite, elle existait malgré tout. Il n'y a jamais d'histoire sans possibilité d'agir, aussi limitée fût-ce-t-elle, car il y a au moins le choix fondamental entre reconnaître son « empêtrement »[60] ou s'y dérober. Sa mort tragique laisse donc également en suspens cette question qui ne pourra malheureusement pas se

[59] Le concept d'injustice épistémique de Miranda Fricker semble ici se heurter à ce point.

[60] Dans le sens phénoménologique que lui attribue Wilhelm Schapp : les histoires ne sont jamais fermées, elles comportent toujours un horizon temporel. « L'empêtrement » (*Verstrickung*) c'est en quelque sorte la condition de possibilité pour que puisse exister une « intrigue » (historique ou fictive), exprimée dans un récit ou simplement vécue. L'être est toujours empêtré dans une histoire et l'empêtrement porte la trace de nombreuses histoires passées : nous « subissons » nos histoires avant de les « assumer ». Wilhelm Schapp est même plus radical dans sa pensée : « par ces histoires nous entrons en contact avec un soi. L'homme n'est pas l'homme en chair et en os. À sa place s'impose son histoire comme ce qu'il a de plus propre ». Schapp. W. Empêtrés dans des histoires. L'être de l'homme et de la chose. Traduit de l'allemand par Jean Greisch avec un avant-propos et une postface du traducteur, Paris : Éditions du Cerf, Coll. « La nuit surveillée », 1992. Pour la citation : page 129.

vivre[61] : son empêtrement dans son histoire aurait-t-il permis d'exprimer une autre narration de soi qui ne soit pas une part subie de soi à l'expérience de l'altérité ?

---

[61] Rilke. R.M. Lettres à un jeune poète et autres lettres. Présentation et traduction par Claude Porcell, Paris : GF Flammarion, 1994, 2011, p. 55 : « *Vivez* maintenant les questions. Peut-être alors, cette vie, peu à peu, un jour lointain, sans que vous le remarquiez, vous fera-t-elle entrer dans la réponse ».

Conclusion

> *« (...) l'homme, quel qu'il soit, aspire toujours et partout à agir selon sa volonté et non d'après les prescriptions de la raison et de l'intérêt ; or votre volonté peut et* doit *même, parfois (cette idée m'appartient en propre), s'opposer à vos intérêts. Ma volonté libre, mon arbitraire, mon caprice, si fou qu'il soit, ma fantaisie surexcitée jusqu'à la démence, voilà précisément la chose qu'on écarte, l'intérêt le plus précieux qui ne peut trouver place dans aucune de vos classifications et qui brise en mille pièces tous les systèmes, toutes les théories »*
>
> Dostoïevski. F. Les Nuits blanches. Le Sous-sol. Introduction de Robert André. Traductions de Pierre Pascal et Boris de Schloezer, Paris : Gallimard. Collection Folio classique, 1982, p. 149.

Traditionnellement exprimée par la sentence « voir le meilleur et pourtant faire le pire » l'*akrasia* est bien une disposition chez l'alcoolique, une conduite problématique pour toute éthique qui doit aller au-delà d'une explication qui en poserait simplement la cause, sinon la construction théorique ne resterait qu'un discours vide. En effet, si le soignant ne peut pas prendre au mot l'alcoolique et si l'alcoolique obéit à son « appétit », établir un acte thérapeutique suppose une rupture radicale avec ce qu'il sait faire et ses habitudes langagières. Mais que peut-il offrir au-delà quand son regard cherche à maîtriser ce qui lui tombe dessus ? Face à la Présence de l'alcoolique, le soignant fera une expérience curieuse et déterminante : un sentiment négatif d'impuissance et un sentiment lié à la compréhension de ce qui lui échappe, car si l'alcoolique est guidé par sa conduite *akratique*, il ne s'y engloutit pas, il tente de l'élucider en conduisant le soignant à changer de regard sur lui-même : on n'élabore un langage que pour sortir de soi vers un autre.

En d'autres termes, cette expérience vécue par le soignant sera le terreau sur lequel l'éthique de sa pratique devra s'enraciner. C'est dans cette expérience que le soignant se rendra compte qu'il fait face à quelque chose qui résiste à son savoir puisque la conduite *akratique* de l'alcoolique ne permet pas de rendre compte de sa capacité à dire et de penser authentiquement « je » (cette idée de vérité à l'égard de soi-même). D'ailleurs est-ce réellement possible ? Qui peut dire vraiment « je » en nous ? Car celui qui exprime un désir peut très bien, au moment où il le dit, succomber à une illusion sur lui-même. Cette *expérience intuitive* est difficilement communicable mais elle oblige le soignant à ne pas confondre *ipséité* et personne individuelle en chair et en os mais aussi à reconnaître que l'*akrasia* est l'une des nombreuses manières d'exprimer la volonté libre de la personne : un choix est nécessairement le choix de quelqu'un accompli pour des motivations qui sont les siennes.

Ce constat renferme également un autre problème, celui de son rapport pratique à soi, rapport que l'on peut traduire également en termes d'adéquation ou d'inadéquation à soi-même et qui rend inévitable la question de sa propre identité : qui suis-je là-dedans à ce moment précis de la rencontre ? La question « qui » ici ne renvoie pas à une *identification* mais elle peut s'entendre comme une question « pratique », une identité qui prendrait forme à travers telle ou telle situation ou interaction interpersonnelle au sein de laquelle le soignant est renvoyé à lui-même et doit déterminer le lieu où il se tient : pourquoi *je* rencontre ce type d'épreuve ? *Qui* est *qui* dans cette rencontre ? Etc.

C'est donc en soi-même que le soignant doit chercher le sens de sa présence à l'alcoolique à chaque fois qu'il le rencontre. N'est-ce pas cette « identité pratique »[62], pour suivre Claude Romano, qui est en jeu dans ses échanges concrets avec l'alcoolique et qui lui permet d'ouvrir un autre espace où peut s'exercer une pratique constante d'humilité où le hasard, la contingence et le *kairos* (le moment de la décision) sont déterminants dans la compréhension du mode d'exister de l'alcoolique mais aussi dans la compréhension de son vécu de sensations (ce qu'il pense et ressent vraiment) où il fait l'expérience saisissante, au plus secret de soi, d'un « éveil à soi » ?

Enfin, le lecteur curieux peut trouver dans ces quelques pages, sans que cela soit volontaire, des « marques servant à trouver des repères » mais il faut aussi qu'il se rende compte que le chemin est long et demande beaucoup de patience et de labeur, d'où le caractère un peu rude de cet essai. En effet, le soignant

---

[62] Romano. C. L'identité humaine en dialogue, Paris : Éditions du Seuil, 2022, p. 271.

ne peut pas approfondir sa *praxis* (la transformation du soignant dans sa propre action) s'il ne perçoit pas le véritable problème qu'il rencontre face à l'alcoolique. Et ce problème n'est pas de l'ordre d'une opération mathématique mais, répétons-le, d'une *révélation*, c'est-à-dire d'une expérience audacieuse et troublante qui le plonge à l'intérieur de lui-même. Cet état d'attention à soi ou de retour à soi achoppe sur des difficultés de principe toujours discutables : faut-il faire « un travail sur soi » pour être véritablement soi-même ? Comment décider de celui que j'ai à être ? Etc. Nous laissons le soin au lecteur de déterminer sa propre conception implicite de ce que peut signifier, pour lui seul, être en « adéquation avec soi-même » lorsqu'il est confronté non pas à une simple faculté de choix mais à une impasse.

« J'ai toujours trouvé que le plus grand mérite consistait à obtenir ce qui est hors d'atteinte, à vivre là où l'on n'est pas »

Fernando Pessoa. Le livre de l'intranquillité de Bernardo Soares. Édition intégrale. Traduit du portugais par François Laye. Présenté par Robert Bréchon et Eduardo Lourenço avec une introduction de Richard Zenith. Nouvelle édition revue, corrigée et augmentée de nombreux inédits, Paris : Christian Bourgeois Éditeur, 1999, p. 167.

Structures éditoriales du groupe L'Harmattan

L'Harmattan Italie
Via degli Artisti, 15
10124 Torino
harmattan.italia@gmail.com

L'Harmattan Hongrie
Kossuth l. u. 14-16.
1053 Budapest
harmattan@harmattan.hu

L'Harmattan Sénégal
10 VDN en face Mermoz
BP 45034 Dakar-Fann
senharmattan@gmail.com

L'Harmattan Cameroun
TSINGA/FECAFOOT
BP 11486 Yaoundé
inkoukam@gmail.com

L'Harmattan Burkina Faso
Achille Somé – tengnule@hotmail.fr

L'Harmattan Guinée
Almamya, rue KA 028 OKB Agency
BP 3470 Conakry
harmattanguinee@yahoo.fr

L'Harmattan RDC
185, avenue Nyangwe
Commune de Lingwala – Kinshasa
matangilamusadila@yahoo.fr

L'Harmattan Congo
219, avenue Nelson Mandela
BP 2874 Brazzaville
harmattan.congo@yahoo.fr

L'Harmattan Mali
ACI 2000 - Immeuble Mgr Jean Marie Cisse
Bureau 10
BP 145 Bamako-Mali
mali@harmattan.fr

L'Harmattan Togo
Djidjole – Lomé
Maison Amela
face EPP BATOME
ddamela@aol.com

L'Harmattan Côte d'Ivoire
Résidence Karl – Cité des Arts
Abidjan-Cocody
03 BP 1588 Abidjan
espace_harmattan.ci@hotmail.fr

Nos librairies en France

Librairie internationale
16, rue des Écoles
75005 Paris
librairie.internationale@harmattan.fr
01 40 46 79 11
www.librairieharmattan.com

Librairie des savoirs
21, rue des Écoles
75005 Paris
librairie.sh@harmattan.fr
01 46 34 13 71
www.librairieharmattansh.com

Librairie Le Lucernaire
53, rue Notre-Dame-des-Champs
75006 Paris
librairie@lucernaire.fr
01 42 22 67 13

www.ingramcontent.com/pod-product-compliance
Lightning Source LLC
LaVergne TN
LVHW051629071026
849535LV00009BA/3515
* 9 7 8 2 3 3 6 4 2 0 2 2 6 *